中国医学临床百家

于金明 / 著

放射免疫新实践

于金明 2021 观点

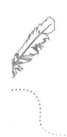

科学技术文献出版社
SCIENTIFIC AND TECHNICAL DOCUMENTATION PRESS

·北京·

图书在版编目（CIP）数据

放射免疫新实践于金明2021观点 / 于金明著. —北京：科学技术文献出版社，2021.9

ISBN 978-7-5189-8315-5

Ⅰ.①放… Ⅱ.①于… Ⅲ.①肿瘤免疫疗法 ②肿瘤—放射疗法 Ⅳ.① R730.5

中国版本图书馆 CIP 数据核字（2021）第 180586 号

放射免疫新实践于金明2021观点

策划编辑：帅莎莎　责任编辑：帅莎莎　李　丹　责任校对：张吲哚　责任出版：张志平

出　版　者	科学技术文献出版社
地　　　址	北京市复兴路15号　邮编　100038
编　务　部	（010）58882938，58882087（传真）
发　行　部	（010）58882868，58882870（传真）
邮　购　部	（010）58882873
官 方 网 址	www.stdp.com.cn
发　行　者	科学技术文献出版社发行　全国各地新华书店经销
印　刷　者	北京虎彩文化传播有限公司
版　　　次	2021 年 9 月第 1 版　2021 年 9 月第 1 次印刷
开　　　本	710×1000　1/16
字　　　数	81千
印　　　张	9　彩插4面
书　　　号	ISBN 978-7-5189-8315-5
定　　　价	98.00元

序
Preface

韩启德

　　欧洲文艺复兴后，以维萨利发表《人体构造》为标志，现代医学不断发展，特别是从 19 世纪末开始，随着科学技术成果大量应用于医学，现代医学发展日新月异，发生了根本性的变化。

　　在过去的一个世纪里，我国现代化进程加快，现代医学也急起直追。但由于启程晚，经济社会发展落后，在相当长的时期里，我国的现代医学远远落后于发达国家。记得 20 世纪 50 年代，我虽然生活在上海这个最发达的城市里，但是母亲做子宫切除术还要到全市最高级的医院才能完成；我患猩红热继发严重风湿性心包炎，只在最严重昏迷时用过一点青霉素。20 世纪 60—70 年代，我从上海第一医学院毕业后到陕西农村基层工作，在很多时候还只能靠"一根针，一把草"治病。但是改革开放仅仅 30 多年，我国现代医学的发展水平已经接近发达国家。可以说，世界上所有先进的诊疗方法，中国的医生都能做，有的还做得更好。更为可喜的是，近年来我国医学界开始取得越来越多的原创性成果，在某些点上已经处于世界领先地位。中国医生已经不再盲从发达国家的疾病诊疗指南，而能根据我们自己的经验和发现，根据我国自己的实际情况制定临床标准和规范。我们越来越有自己的东西了。

要把我们"自己的东西"扩展开来，要获得越来越多"自己的东西"，就必须加强学术交流。我们一直非常重视与国外的学术交流，第一时间掌握国外学术动向，越来越多地参与国际学术会议，有了"自己的东西"也总是要在国外著名刊物去发表。但与此同时，我们更需要重视国内的学术交流，第一时间把自己的创新成果和可贵的经验传播给国内同行，不仅为加强学术互动，促进学术发展，更为学术成果的推广和应用，推动我国医学事业发展。

我国医学发展很不平衡，经济发达地区与落后地区之间差别巨大，先进医疗技术往往只有在大城市、大医院才能开展。在这种情况下，更需要采取有效方式，把现代医学的最新进展以及我国自己的研究成果和先进经验广泛传播开去。

基于以上考虑，科学技术文献出版社精心策划出版《中国医学临床百家》丛书。每本书涵盖一种或一类疾病，由该疾病领域领军专家撰写，重点介绍学术发展历史和最新研究进展，并提供具体临床实践指导。临床疾病上千种，丛书拟以每年百种以上规模持续出版，高时效性地整体展示我国临床研究和实践的最高水平，不能不说是一个重大和艰难的任务。

我浏览了丛书中已经完稿的几本书，感觉都写得很好，既全面阐述有关疾病的基本知识及其来龙去脉，又介绍疾病的最新进展，包括笔者本人及其团队的创新性观点和临床经验，学风严谨，内容深入浅出。相信每一本都保持这样质量的书定会受到医学界的欢迎，成为我国又一项成功的优秀出版工程。

《中国医学临床百家》丛书出版工程的启动，是我国现代医学百年进步的标志，也必将对我国临床医学发展起到积极的推动作用。衷心希望《中国医学临床百家》丛书的出版取得圆满成功！

　　是为序。

2016 年·北京

作者简介
Author introduction

　　于金明，医学博士，主任医师，教授，博士研究生导师，中国工程院院士，中央保健专家。现任山东第一医科大学（山东省医学科学院）名誉校（院）长、附属肿瘤医院院长，中共山东省委第十届委员、山东省人大常委会委员、教科文卫委员会副主任委员，中国抗癌协会副理事长，中国临床肿瘤学会副理事长，山东省抗癌协会理事长，山东省医学会肿瘤学分会主任委员，山东省院士专家联合会会长，山东省高层次人才发展促进会会长，《中华肿瘤防治杂志》等多家专业期刊主编或副主编。

　　曾荣获"山东省劳动模范""全国卫生计生系统劳动模范"和"全国劳动模范"等称号，荣获全国五一劳动奖章。先后被评为山东省十大中青年科技专家，山东省十佳优秀专业技术人员，山东省、卫生部有突出贡献的中青年专家，山东省委、省政府首批"泰山学者"特聘专家，山东省首批"泰山学者攀登计划"专家，山东省道德模范，全国优秀留学归国人员，国家人事部特聘专家。任中共十七大党代表，全国第十届、十二届、十三届人大代表。2016年获得"中国放射肿瘤事业特殊贡献奖"。2021年获得第四届"世界杰出华人医师霍英东奖"。

在国际和国内率先开展了立体定向放射治疗、适形放射治疗、调强放射治疗、影像引导放射治疗、生物学引导放射治疗、分子影像学引导放射治疗和免疫放射治疗等多项国际领先热点领域研究工作。为首或为主承担多项国家卫生行业科研专项、科技部国家重点研发计划和国家自然科学基金重点项目等课题;为首获得国家科学技术进步二等奖2次,获得何梁何利基金科学与技术进步奖;为首获得山东省科学技术最高奖和科学技术进步一等奖3项。研究成果修改了中国、美国、加拿大和欧洲等多个国家和地区的肿瘤临床治疗指南和规范。多次应邀到美国斯坦福大学等国际著名学府和医疗机构作学术讲座,多次应邀在美国临床肿瘤学会(ASCO)、美国放射肿瘤学会年会(ASTRO)等国际学术大会上作主题报告。近年来,在国际、国内公开学术杂志上发表论文630余篇,其中在 *Cancer*、*Journal of Nuclear Medicine*、*JAMA Oncology*、*Lancet Respiratory Medicine*、*International Journal of Oncology* 等国际著名期刊发表论文300余篇,撰写专著20余部。培养硕士、博士研究生100余名,率领的团队被山东省委、省政府评为"山东省十大优秀创新团队",并授予集体一等功。

前 言
Foreword

近几年，肿瘤学界最热门的话题当属免疫治疗。2013年的 *Science* 杂志将肿瘤免疫治疗列为当年十大科学突破之首。Alison 教授、Hojo 教授因发现免疫检测点细胞毒性 T 淋巴细胞相关抗原 4（CTLA-4）和程序性细胞死亡因子 -1（PD-1）荣获 2018 年诺贝尔医学生理学奖。目前，CTLA-4、PD-1 和 PD-L1 等免疫检查点抑制剂已在黑色素瘤、淋巴瘤、肺癌、头颈部肿瘤等多种恶性肿瘤的治疗中取得突出疗效。免疫治疗与传统治疗手段的联合应用也愈发重要，特别是与放射治疗的联合。从 1895 年伦琴发现 X 线，到 1896 年美国医生 Emil Grubbe 开始使用 X 线治疗癌症，放射治疗作为癌症的治疗方法已有 100 多年的历史。放射治疗作为一种局部治疗，通过产生双链 DNA 损伤诱导肿瘤细胞死亡。1953 年，Mole 提出了放射治疗"远隔效应"的概念，即放射治疗会造成未直接受到照射病灶的缩退，而接下来的多项研究证实，远隔效应的发生依赖于放射治疗激活机体的抗肿瘤免疫原性。放射治疗和免疫治疗经历百年历程之后，终于在 21 世纪的第二个 10 年又结合到一起，对抗共同的敌人——肿瘤。放射治疗联合免疫治疗的临床证据日渐成熟，但仍存在诸多挑战，包括放射治疗介入的时机、分割剂量、放射治疗部位、免疫检查点抑制剂的适宜人群等。

本书从放射治疗联合免疫治疗的基础研究、临床研究、疗效预测、毒性管理等不同角度对放射治疗联合免疫治疗的最新进展进行系统综述与梳理，并提出了未来的发展方向。本书得到了团队内多位成员的支持，感谢各位成员的辛苦付出。

免疫治疗领域发展迅猛，诸多证据不断更新，本书只作为一个初步总结，笔者亦愿跟进科学发展以不断进步，及时总结经验教训，编写于学科发展有益的作品供同人交流，也希望广大读者多批评指正，提出建议与意见，协力推动我国放射治疗与免疫治疗学术研究事业早日达到国际先进水平。希望本书的出版能为相关领域的临床和科研工作提供参考。

目 录
Contents

放疗联合免疫的具体机制

放射治疗联合免疫治疗是近年来肿瘤治疗的重要进展，特别是利用放疗的免疫激活作用克服肿瘤免疫治疗抵抗是常用的思路。放疗联合免疫的具体机制众说纷纭，但笔者团队认为主要有两点：①放疗诱导肿瘤的"原位疫苗"效应；②放疗会重塑肿瘤微环境。

1. 放疗诱导肿瘤的"原位疫苗"效应

肿瘤细胞受照射后，在某些环境下可发生所谓的免疫原性死亡，即细胞释放肿瘤抗原并激发抗肿瘤免疫效应。免疫原性细胞死亡的标志之一是成熟抗原提呈细胞（antigen-presenting cell，APC）增多，这些 APC 将会摄取死亡细胞释放的抗原。在应激和死亡的肿瘤细胞中，由钙网蛋白和二硫化物异构酶 ERp57 构成的内质网（endoplasmic reticulum，ER）蛋白复合体移位至细胞膜，这促进了吞噬细胞对肿瘤抗原的摄取，并部分介导其激活。钙网蛋白发出"吃我"的信号，进而促进树突状细胞（dendritic cell，DC）和巨噬细胞对死亡肿瘤细胞的摄取，而这一信号又可被 CD47（又称整合素相关蛋白）抑制，CD47 发出"不要吃我"的信号以保护肿瘤细胞免受巨噬细胞的攻击和吞噬。CD47 表达缺失和细胞表面钙网蛋白的上调促进 APC 的摄取功能。抑制 CD47 可提高小鼠肿瘤细胞的放疗敏感性且增强对周围正常组织的保护作用。钙网蛋白可激活 APC 的多种促炎细胞因子，如白介素（interleukin，IL）-6 和肿瘤坏死因子（tumor necrosis factor，TNF）-α。放疗诱导的 IgM 结合到坏死肿瘤细胞后，激活补体，释放过敏毒素，后者可直接促进树突状细胞的聚集和成熟，最终激活 T 细胞免疫反应。放疗可通过诱导活化环鸟苷 – 腺苷酸合成酶（cyclic guanosine monophosphate-adenosine monophosphate synthase，cGAS）依赖和干扰素刺激基因（stimulator of interferon genes，STING）依赖的细胞溶解信号通路，从而导致树突状细胞上 I 类干扰素信号的激活，调控放疗诱导的适应性免疫反应。

放疗杀伤的肿瘤细胞还可通过释放损伤相关分子模式（damage-associated molecular pattern，DAMP）分子活化 APC。DAMP 分子与 Toll 样受体（Toll-like receptors，TLR）、C 类凝集素受体、视黄酸诱导基因 I 型解旋酶、核苷酸结合寡聚结构域样受体等结合激活相关通路。这些通路诱导树突状细胞的成熟，保证有效的抗原呈递以激活适应性免疫反应。目前发现的放疗诱导的 DAMP 分子包括由死亡细胞和应激细胞释放的三磷酸腺苷（adenosine triphosphate，ATP）及高迁移率族蛋白 1（high mobility group box1，HMGB1）。

DAMP 的释放过程迅速（数分钟内）且可以由低剂量照射（如0.5 Gy）诱导。其机制包括激活 ATP 的胞外分泌和通过缝隙连接通道的接触后释放。胞外 ATP 发出"找我"的信号至单核细胞和树突状细胞，被嘌呤受体 P2X7 识别后分泌多种促炎症因子，如 IL-1β 和 IL-18。受照射的组织表现出显著的 IL-1β 高表达。体外条件 ATP 可促进 APC 表面共刺激配体 CD80 和 CD86 的表达，在体内试验中，可引发级联免疫事件，包括 STAT1 磷酸化、干扰素 -γ（interferon-γ，IFN-γ）分泌、T 细胞扩增、调节性 T 细胞（regulatory T cell，Treg）减少。自噬相关应激是细胞毒性药物杀灭的肿瘤细胞释放适当 ATP 的必要条件，基因研究证实自噬在人类及小鼠肿瘤细胞的放疗反应中发挥重要作用。体内及体外研究均证实，自噬缺失能提高免疫缺陷宿主肿瘤细胞对放疗的敏感性，但会导致免疫正常小鼠肿瘤细胞的放疗抵抗。阻滞胞外核苷酸酶可提高细胞旁 ATP 的浓度，进而通过免疫介导的机制恢复自噬缺陷肿瘤对放疗的敏感性。这一现象与放疗和化疗能在免疫正常小鼠诱导更有效的自噬相符。

非组蛋白染色体结合蛋白 HMGB1，是免疫原性细胞死亡的另一项标志物，在细胞死亡或细胞应激状态，特别是在放疗杀死肿瘤细胞后其释放量会显著提高。HMGB1 具有较强的免疫调节作用，通过结合到 $TLR4$、$TLR9$ 激活髓样分化因子 MyD88 通路，活化 NF-κB 转录因子，进而活化下游炎症因子。$TLR4$ 和 $TLR9$ 在驱动放疗相关炎症反应中发挥关键作用。值得注意的是，存在抗原特异性 T 细胞反应的食管癌患者放疗后表现出 HMGB1 的显著上调。此外，研究发现影响 HMGB1 结合能力的 $TLR4$ 的基因多态性（Asp299Gly）是预测乳腺癌患者接受放疗和蒽环类化疗后早期复发的预测因素。

有趣的是，在 $p53$ 缺失的动物模型上未能观察到放疗的远隔效应。这可能与 $p53$ 介导放疗相关细胞死亡或细胞应激的机制有关。正常生理活动下，高剂量放疗会诱导危险信号传递，从而激活免疫反应，使我们的机体处于一种自我防卫的状态，而 $p53$ 一旦缺失，会减弱放疗引起的危险信号的传递，从而抑制免疫系统的激活。此外，$p53$ 会上调 NK 细胞活化性配体（natural killer group 2 member D ligand，NKG2D-L）的，而 NKG2D 主要会激活树突 NK 细胞和促进细胞毒性 T 淋巴细胞（cytotoxic T lymphocyte，CTL）的活性，那自然，敲除 $p53$，$NKG2G$ 的活性降低，NK 细胞和 CTL 的活性自然就降低了。

放疗具有触发抗原特异性适应性免疫反应的潜能，即发挥原位肿瘤疫苗的作用（图 1）。这种现象在小鼠使用单剂量 10 Gy 放疗得到验证。放疗后的抗肿瘤免疫反应在临床肿瘤患者亦有报道。在接受 45 Gy 放化疗后的结肠癌患者和接受盆腔根治性放疗的前列腺癌患者的外周血中也检测到肿瘤特异性 CD8$^+$T 细胞。

一项前列腺癌的研究发现，自身抗体反应可在接受新辅助去雄激素治疗结合外照射放疗或近距离放疗的患者上检测到，而在接受根治性手术或未接受治疗的患者未检测到。

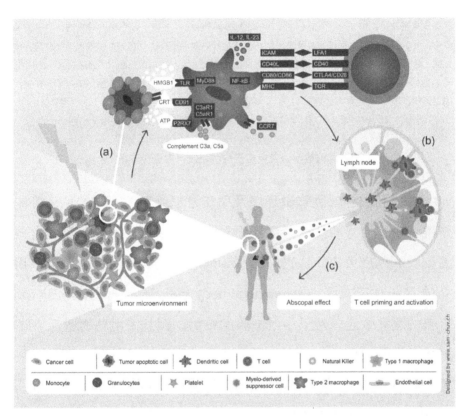

a. 肿瘤抗原暴露和抗原呈递细胞激活: 放疗诱导肿瘤细胞的免疫原性死亡，将钙网蛋白 (calreticulin, CRT) 暴露在细胞膜上，释放 ATP 和 HMGB1，并分别结合到 CD91、P2RX7、TLR4，进而促进树突状细胞被招募进瘤床 (通过 ATP)，树突状细胞吞噬肿瘤抗原 (受 CRT 诱导)，并将抗原呈递给 T 细胞 (CDT、HMGB1 促进); TLR4 激活 MyD88 信号通路，导致 NF-kB 向核内迁移，通过主要组织相容性复合体 (major histocompatibility complex, MHC) 分子、共刺激配体 C3a 和 (或) C5a，促进树突状细胞的成熟，共刺激分子信号通路的激活促进 CTL 的交叉启动，细胞因子受体的上调促进树突状细胞迁移至淋巴结内。b. 淋巴结内 T 细胞的激活，树突状细胞迁移至淋巴结内，将肿瘤抗原和 MHC 分子结合复合物呈递给 T 细胞，T 细胞通过 T 细胞受体 (T cell receptor，TCR）识别特异性多肽片段。缺少树突状细胞分泌的共刺激信号和相关细胞因子，仅靠多肽-MHC复合体和TCR之间的联系不仅不足以启动T细胞的激活，反而可能导致T细胞耐受。成熟树突状细胞表达的共刺激配体CD80和CD86与T细胞上的共刺激受体CD28结合后可促进包括IL-2在内的细胞因子的生成，IL-2对T细胞的活化和增殖具有重要作用，但如果结合到共抑制受体CTLA-4上，会抑制T细胞的激活。适当成熟的树突状细胞可上调共刺激配体的表达，如细胞间黏附分子（intercellular adhesion molecule，ICAM）-1可与T细胞上的淋巴细胞功能相关抗原（lymphocyte function associated antigen，LFA）-1结合，而CD40配体对激活CD4$^+$辅助性T细胞具有重要作用，即"允许"它们为CD8$^+$细胞提供帮助。c.效应T细胞离开淋巴结，归巢到肿瘤中：受抗原刺激后的T细胞离开淋巴结，会在全身寻找肿瘤抗原，它们可以进入受照射的肿瘤区域，也可以进入未受到照射的肿瘤，从而引起远处病灶的退缩，这就是触发"远隔效应"的机制。RT，放疗；ATP，三磷酸腺苷；CRT，钙网蛋白；CTL，细胞毒性CD8$^+$T淋巴细胞；DC，树突状细胞；HMGB1，高迁移率族蛋白1；P2X7，嘌呤原受体；IL，白介素；*TLR*，Toll样受体。

图片来源：HERRERA F G，BOURHIS J，COUKOS G.Radiotherapy combination opportunities leveraging immunity for the next oncology practice.CA Cancer J Clin，2017，67（1）：65-85.

图1　肿瘤放疗诱发免疫反应的机制（彩图见彩插1）

考虑到放疗对肿瘤微环境及引流淋巴结存在一定的免疫抑制作用，单纯放疗的免疫激活作用对大部分患者仍不足以触发有效的抗肿瘤免疫效应，这也解释了为何在临床观察中极少发现单用立体定向体部放疗（stereotactic body radiation therapy，SBRT）带来的远隔效应。基于小鼠试验的结果，额外使用药物激活APC可能更有效地将放疗转变为肿瘤疫苗，进而发挥放射远隔效应。目前临床研究中常用的药物包括促进CD40和*TLR*的激动剂。CD40是TNF受体家族的一员，可表达在B细胞、树突状细胞、单核细胞、造血前体细胞、内皮细胞、平滑肌细胞、上皮细胞、血小板及许多肿瘤细胞表面。CD40可激活树突状细胞上抗原提呈的信号通路，促进树突状细胞迁移至淋巴结内，临床前及早期临床试验表明CD40激动剂可在不同类型的肿瘤发挥作用。B细胞淋巴瘤小鼠模型研究发现，CD40 抗体和 5 Gy 全身照射可在超过 80% 的小鼠身上诱发 T 细胞介导的抗肿瘤作用，进而提高生存。此外，同时激活 CD40 和 CD137（在激活的 T 细胞上表达的共刺激分子）可提高局部大分割放疗（单次 12 Gy）的抗肿瘤效果，并能通过 CD8$^+$T 细胞依赖和 NK 细胞依赖的方式将二者激活，从而降低同系 4T1.2 乳腺癌动物模型皮下成瘤的成功率，诱导抗肿瘤复发的免疫记忆功能。

TLR 是一类模式识别受体家族，在造血系统细胞广泛表达，包括可识别 DAMP 信号的 APC、单核细胞、B 细胞等，激活固有免疫反应，并促进适应性免疫应答的发生。在人类，*TLR* 家族包含 10 个成员（*TLR1* ～ *TLR10*）。在人类和小鼠上，不同类别的树突状细胞表达不同类型的 *TLR* 受体。*TLR9* 识别未甲基化的 CpG，并通过 MyD88 信号发挥功能，从而激活 NF-κB，分泌相关细胞因子，诱导炎症反应。*TLR9* 在驱动放疗损伤的小鼠间质细胞炎症反应中发挥关键作用。有趣的是，研究发现 B16 黑色素瘤、CT26 结肠癌、MB49 膀胱癌等肿瘤细胞在单剂量 13 Gy 放疗后释放的内源性 *TLR9* 配体会促进肿瘤的再生长。这种效应基于 TLR/MyD88/NF-κB 介导的间质细胞的 IL-6 上调，反过来诱导 STAT3 磷酸化，促进新生血管特定基因的表达。事实上，研究发现 *TLR9* 缺陷小鼠较 *TLR9* 非缺陷小鼠在肿瘤复发上存在延迟。然而，对纤维肉瘤和 Lewis 肺腺癌的小鼠试验发现，通过内部传递外源性 CpG 的药物性激活 *TLR9* 可提高 20 Gy 单次放疗的抗肿

瘤效应。咪喹莫特，一种 *TLR7/TLR8* 激动剂，与低剂量环磷酰胺（可消耗 Treg 细胞）、8 Gy 放疗（第 12 ～ 14 天，3 次分割）联合，可抑制乳腺癌皮肤转移小鼠模型的肿瘤生长。与之类似，对 T 细胞和 B 细胞淋巴瘤小鼠模型的研究发现，*TLR7/TLR8* 激动剂联合单剂量 10 Gy 放疗可以诱发 T 细胞介导的肿瘤杀伤作用，并具有免疫记忆效应。尽管 *TLR* 在人类和小鼠的表达异质性极大，将动物试验的结果转化到人仍需要进一步的确认，但这些研究结果为 SBRT 联合 TLR 激动剂提供了有力的依据。令人振奋的是，一项低级别 B 细胞淋巴瘤的临床研究发现，患者接受 2 Gy（2 次分割）放疗联合单次 *TLR9* 激动剂局部注射后可发生放射远隔效应。

2. 放疗重塑肿瘤微环境

除了有激活抗肿瘤免疫效应的作用，放疗还可改善肿瘤微环境，促进效应 T 细胞的聚集和活化。放疗具有诱导释放招募效应 T 细胞相关细胞因子的作用，即将肿瘤转变为"炎性组织"以被 T 细胞攻击。此外，放疗还可能通过介导血管内皮细胞炎症反应提高 T 细胞进入肿瘤组织的能力，如上调内皮细胞 ICAM-1 的水平，提高粒细胞穿透血管壁的能力。体内试验发现，单次 10 Gy 照射可显著提高过继性 T 细胞的运输能力，并使肿瘤明显缩小。

巨噬细胞是一类分布广泛的固有免疫细胞，在病原体免疫应答、组织损伤、出血后反应等过程中发挥关键作用。巨噬细胞可分化为具有不同功能的表型。经典活化巨噬细胞（M1 型巨噬细胞）可表达多种促炎细胞因子（如 IL-12、IL-23、TNF-α）、NO 及高水平的 MHC Ⅰ 类、Ⅱ 类复合物等。而替代性活化巨噬细胞（M2 型巨噬细胞）则表达抗炎细胞因子 IL-10、转化生长因子（transforming growth factor，TGF）-β 和精氨酸酶 -1（消耗细胞外 L- 精氨酸，并抑制 T 细胞的表达）。肿瘤相关巨噬细胞（tumor-associated macrophages，TAM）绝大部分为 M2 型巨噬细胞，在促进肿瘤免疫抑制微环境的重塑、血管新生、肿瘤生长转移等过程中发挥重要作用。KLUG 等研究发现低剂量照射（≤ 2 Gy）可使 TAM 转化为 M1 型巨噬细胞，进而引起肿瘤血管的正常化，即 $CD31^+$ 血管减少，肿瘤血管内皮细胞黏附分子（vascular cell adhesion molecule，VCAM）-1 上调。因此，低剂量放疗可通过提高肿瘤组织内 T 细胞的数量提高过继性免疫治疗的疗效。

Treg 细胞对维持外周耐受、抑制炎症反应和预防自身免疫发挥重要作用，也是肿瘤免疫耐受的关键因素。放疗可提高 Treg 细胞的数量，进而抑制大分割放疗对免疫系统的正向调节作用。放疗可促进肿瘤细胞分泌腺苷并上调 TGF-β 的表达，二者均与体内组织修复相关，进而促进放疗后 Treg 细胞的聚集。实际上，Th_1 和 Treg 细胞的平衡是介导放疗后肿瘤自我修复的重要部分，Th_1 缺陷小鼠在接受 10 Gy 放疗后发生急性纤维化反应较野生型小鼠的数目明显增多，表现为：TGF-β 表达上调、胶原沉积增多及 IFN-γ 表达显著减少。这种自我修复的机制可降低炎症反应、促进正常组织修复，但也可能抑制放疗调控抗肿瘤免疫反应的作用。放疗对 Treg 细胞的作用尚不明确，可能与放疗剂量相关。一些研究发现，Treg 细胞在放疗后可表现为减弱的免疫异质性的表型。尽管 Foxp3 + Treg 细胞对放疗相关死亡的抵抗性作用相对较强，但研究发现放疗能抑制 Treg 细胞的增殖，在 0.94 Gy 时尤其显著。

放疗能使肿瘤细胞更易被 T 细胞攻击。小鼠模型研究发现，大分割放疗（> 7 Gy，连续 ≤ 5 天）可依赖剂量和时间提高肿瘤组织 I 类干扰素、IFN-γ 的水平，进而促进肿瘤细胞 MHC- I 类分子和抗原的表达。体外和体内研究发现大分割放疗（10 ～ 25 Gy，单剂量）能提高细胞表面 MHC- I 类分子的表达，提高抗原的暴露水平并使肿瘤细胞更易被 T 细胞攻击。这种效应可持续至放疗后的第 11 天，使大部分肿瘤细胞被肿瘤特异性 CTL 杀灭。此外，放疗能诱导肿瘤细胞死亡受体 Fas 的上调，使肿瘤细胞更易被表达 Fas 配体的活化 T 细胞杀伤。因此，放疗可通过影响肿瘤微环境的基质细胞及在肿瘤细胞直接炎症效应的共同作用下，塑造有利于抗肿瘤免疫效应的微环境（图 2）。

除直接激活 APC 外，其他激活 T 细胞的免疫治疗方案也适合与 SBRT 联合应用，且临床前数据也支持了这一结论。细胞毒性 T 淋巴细胞相关抗原 4（cytotoxic T-lymphocyte–associated protein 4，CTLA-4）是一类募集于活化 T 细胞胞浆的关键负反馈调控受体，通过与树突状细胞和其他 APC 上 B7 家族共刺激配体 CD80 和 CD86 的结合，抑制 T 细胞的激活。早在 1994 年，

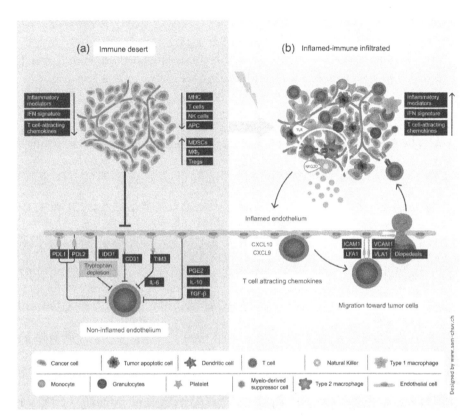

a. 肿瘤会产生多种机制以有效地抑制抗肿瘤免疫反应。某些肿瘤缺乏合适的炎症介质以进行有效的抗原递呈和肿瘤反应性 T 细胞的产生。此外，缺乏招募 T 细胞的细胞因子也导致 T 细胞进入肿瘤失败。肿瘤血管也是肿瘤反应性 T 细胞进入肿瘤组织的屏障，血管内皮通过下调黏附因子以抑制对 T 细胞的吸引，并通过表达免疫抑制型配体抑制 T 细胞的功能，或表达死亡配体诱导 T 细胞凋亡，导致类似荒漠的肿瘤免疫微环境。在肿瘤源性或基质源性的可溶解免疫抑制性因子如 TGF-β、IL-10、前列腺素 2 (prostaglandin E2，PGE2) 的影响下，肿瘤内皮细胞可上调共抑制配体，如 T 细胞免疫球蛋白及黏蛋白结构域的分子 3 (T cell immunoglobulin and mucin domain-3，TIM3)、程序性细胞死亡因子 -1 (programmed cell death protein-1，PD-1) 和免疫抑制分子 (如 IDO1、PGE2)，限制效应 T 细胞的激活。进入肿瘤基质的 T 细胞可能遭遇抑制型免疫细胞的抵抗作用，如 M2 型巨噬细胞、骨髓来源的抑制性细胞 (myeloid-derived suppressor cell，MDSC)、Treg 细胞或间质纤维细胞，这些细胞可以通过不同机制诱导 T 细胞失活、耗竭或凋亡。最后，即使 T 细胞遇到目标的肿瘤细胞，也可能不能有效地造成肿瘤细胞裂解，因为肿瘤细胞可下调 MHC 分子或特异性肿瘤相关抗原，或上调免疫抑制性蛋白的表达，如 PD-L1，从而抑制 T 细胞的功能。b. 放疗促进肿瘤内的炎症反应，如放疗可诱导炎症介质、干扰素、细胞因子的表达以吸引 T 细胞。放疗可重塑肿瘤巨噬细胞为免疫促进型的 iNOS + M1 样巨噬细胞，M1 样巨噬细胞可提高内皮细胞上 ICAM1、VCAM1 的高表达，促进 T 细胞回归肿瘤组织。放疗诱导肿瘤细胞上 MHC1 的上调，有利于 T 细胞分泌效应细胞因子杀伤肿瘤细胞。

图片来源：HERRERA FG, BOURHIS J, COUKOS G.Radiotherapy combination opportunities leveraging immunity for the next oncology practice.CA Cancer J Clin, 2017, 67 (1)：65-85.

图 2　放疗重塑肿瘤微环境（彩图见彩插 2）

WALUNAS 及其同事将 CTLA-4 鉴定为介导 T 细胞活性减弱的信号分子。WALUNAS 教授团队通过试验证实人或小鼠的 T 淋巴细胞激活能诱导 CTLA-4 分子 mRNA 转录。然而，在小鼠模型中没有获得 T 淋巴细胞诱导 CTLA-4 蛋白表达的直接证据，为了验证小鼠 T 淋巴细胞对 CTLA-4 分子表达的作用，将 B6 鼠的脾脏细胞与可溶性抗 –CD3 抗体共同培养 48 小时，分别检测 CD4$^+$ 和 CD8$^+$T 淋巴细胞亚群 CTLA-4 分子的表达。结果显示，无论是静止期 CD4$^+$T 淋巴细胞还是静止期 CD8$^+$T 淋巴细胞表面均未检测到 CTLA-4 分子的表达，而静止 T 淋巴细胞与激活剂抗 –CD3 抗体共同培养 48 小时后，CD4$^+$T 淋巴细胞和 CD8$^+$T 淋巴细胞表面均表达 CTLA-4 分子，且 CD8$^+$T 淋巴细胞亚群比 CD4$^+$T 淋巴细胞亚群的 CTLA-4 分子表达水平更高。试验证实，CTLA-4 作为同型二聚体在 T 细胞活化后 2 ～ 3 天表达上调，采用抗 CTLA-4 抗体检验 CTLA-4 分子对小鼠 T 细胞的作用发现，抗 CTLA-4 抗体和 Fab 片段在同种异体混合淋巴细胞反应中促进 T 细胞增殖，然而，当存在最佳共刺激和 Fc 交联时，抗 CTLA-4 抗体抑制 T 细胞增殖。研究结果表明，MAb 可能阻碍 CTLA-4 与其天然配体的相互作用并阻断抑制性信号。1996 年，LEACH 教授及其同事们利用这一发现在荷瘤小鼠模型中使用阻断小鼠 CTLA-4 分子信号的仓鼠抗体来增强抗肿瘤免疫能力。LEACH 教授团队首先验证抗 CTLA-4 抗体是否能够加速排斥 B7 阳性肿瘤细胞的生长，在 BALb/c 小鼠中种植 B7-1 转染的 V51BLim10 结肠癌细胞，然后将小鼠分为 3 组：一组腹腔注射抗 CTLA-4 抗体；第二组腹腔注射抗 CD28 抗体；第三组为空白对照组。实验结果显示，相较于抗 CD28 抗体组和空白对照组，行抗 CTLA-4 抗体治疗组小鼠对肿瘤的抑制效果稍好，但是这种差距并不十分显著，分析认为由于肿瘤细胞表达 B7-1 分子导致了抗 CD28 抗体治疗组和空白对照组小鼠的肿瘤也发生了明显退缩。随后作者进一步研究抗 CTLA-4 抗体在不表达 B7 分子的 V51BLim10 肿瘤细胞荷瘤小鼠中的作用，试验结果证实抗 CTLA-4 抗体显著抑制了 B7-1 阴性肿瘤细胞的生长。证实了抗 CTLA-4 抗体对于肿瘤细胞显著的抑制作用后，作者进一步探究抗 CTLA-4 抗体引起的肿瘤退缩与受到相同肿瘤细胞攻击后机体增强的免疫力之间的相关性，发现相较于初次无免疫组，抗 CTLA-4 抗体组小鼠接触相同肿瘤细胞攻击后 70 天仍处于无瘤状态，说明经抗 CTLA-4 抗体治疗后产生了免疫记忆功能。为了验证抗 CTLA-4 抗体对于已经形成的肿瘤是否具有抑制功能，作者对两组小鼠采用了不同的抗体注射时间，一组在种植野生型 51BLim10 肿瘤细胞当天开始腹腔注射抗 CTLA-4 抗体；另一组在种植肿瘤细胞 7 天待肿瘤可触及时开始行抗 CTLA-4 抗体治疗，结果显示任何时间点抗体注射组小鼠的肿瘤均出现明显的生长延缓，且 CTLA-4 抗体对小鼠安全可耐受。而无治疗组小鼠肿瘤持续生长。令人欣喜的是，作者不仅在 51BLim10 结肠癌细胞系中观察到了抗 CTLA-4 抗体对肿瘤的抑制作用，在 Sa1N 纤维肉瘤细胞中也观察到了相似的结果。作为免疫调节分子，CTLA-4 通过与 B7 共刺激分子之间的相互作用负性调节效应 T 细胞的活化，这一机制已经在多种小鼠肿瘤细胞系中得到了证实。特异阻断 CTLA-4 分子负性调节功能的抗体能够增强机体强效抗肿瘤活性的免疫反应，然而阻断 CTLA-4 分子却使自身免疫疾病恶化。与此同时，在灵长类动物中 CTLA-4 抗体的安全性和活性并没有得到证实。为了达到这个目的，KELER 教授团队使用表达人 *Ig* 基因的转基因鼠作为试验对象，使用具有高亲和力的抗体（10D1）阻断 CTLA-4 与 B7-1 和 B7-2 配体之间的相互作用，并且该抗体对猕猴的 CTLA-4 分子具有交叉反应性。通过试验观察到，10D1 的慢性给药没有导致可测量的多克隆 T 细胞活化、淋巴细胞亚群的显著改变或诱导出临床可观察到的自身免疫疾病。10D1 的重复给药没有引发猴子中的抗人抗体反应。这些研究结果支持发展 CTLA-4 阻断剂用于人类免疫治疗。该试验证实了在非人灵长类动物中 CTLA-4 阻断剂的疗效和安全性，另有一项试验探究伊匹木单抗（Ipilimumab）在人 CTLA-4 转基因鼠中的疗效，同样得到了肯定的结果。与此同时，研究者不断探究 CTLA-4 阻断剂发挥作用的具体分子机制，1999 年，ALLISON J P 教授团队设计了动物试验探究 CTLA-4 介导的初始 CD4$^+$T 细胞活化抑制的机制。作为共刺激信号，CD28 分子增强 IL-2 的产生和 T 细胞活化后的增殖。研究者通过抗体交联手段分析 CTLA-4 介导的对初始 CD4$^+$T 细胞活化抑制的分子机制，试验证实，CTLA-4 信号通路通过抑制 IL-2 转录进而抑制 CD3/CD28 诱导的 IL-2 mRNA 的累积，其作用似乎部分通过降低核中的 NF-AT 积累介导。然而，CTLA-4 信号通路似乎并不影响 CD28 介导的 IL-2 mRNA 的稳定化。此外，当用抗 CD3/CD28 和抗 CD3 单独刺激 T 细胞时，CTLA-4 参与通过抑制细胞周期蛋白 D3，细胞周期蛋白依赖性激酶（cyclin-dependent kinases，CDK）4 和 CDK6 的产生来抑制细胞周期的进展。这些结果表明，CTLA-4 信号在 T 细胞活化的早期发挥抑制作用，包括在 IL-2 转录和不依赖 IL-2 的细胞周期水平，并不仅仅抵抗 CD28 介导的共刺激过程。

CTLA-4 阻断剂的抗肿瘤效应主要是通过阻断 CTLA-4/B7 通路进而干扰效应 T 细胞的负性调节功能发挥作用，除此之外，CTLA-4 阻断剂对 Treg 细胞的作用同样有助于 CTLA-4 阻断剂的抗肿瘤效应，作用机制主要是抑制 CTLA-4 信号通路导致 Treg 细胞功能降低。作者研究了免疫球蛋白恒定区对于抗 CTLA-4 阻断剂的抗肿瘤活性的作用，更详细地分析了抗 CTLA-4 阻断剂的作用机制。与含有 IgG2b 恒定区的抗 CTLA-4 相比，含有鼠免疫球蛋白 G（IgG）2a 恒定区的抗 CTLA-4 抗体在皮下建立的 MC38 和 CT26 结肠腺癌肿瘤模型中表现出增强的抗肿瘤活性。有趣的是，含有小鼠 IgG1 或突变的小鼠 IgG1-D265A 的抗 CTLA-4 抗体（其消除了与所有 Fcγ 受体结合的能力）在这些模型中没有显示抗肿瘤活性。通过分析肿瘤和外周效应 T 细胞和 Treg 亚群的变化显示抗 CTLA-4-IgG2a 介导肿瘤部位 Treg 细胞的快速和显著减少，而每种同型抗体的治疗均增加了外周 Treg 细胞的数量。IgG2a 和 IgG2b 抗 CTLA-4 同种型抗体均观察到 CD8$^+$ 效应 T 细胞的扩增，导致 IgG2a 同种型抗体治疗过的小鼠效应 T 细胞与 Treg 细胞之比更高。本研究表明抗 CTLA-4 抗体通过选择性降低肿瘤内 Treg 细胞同时活化效应 T 细胞来发挥抗肿瘤效应。众所周知，自然发生的 Foxp3+CD4+Treg 在维持自身耐受和免疫稳态的过程中发挥重要作用。2008 年，SHIMON SAKAGUCHI 团队发表了新的研究成果，如果把小鼠体内 Treg 的 CTLA-4 分子诱导缺陷，可以发生全身性淋巴增殖、T 细胞介导的致死性自身免疫疾病的发生、出现 IgE 高水平表达，并可诱发显著的肿瘤免疫应答。同时，体内和体外试验均发现 CTLA-4 缺陷的 Treg 细胞的抑制功能受到破坏，尤其表现在 Treg 介导的树突状细胞表面 CD80、CD86 抗原分子表达降低，因此研究者推测，Treg 通过影响抗原提呈细胞活化 T 细胞的能力，起到抑制免疫应答的作用。在这一过程中，CTLA-4 分子发挥重要作用。ALLISON J P 教授团队的研究成果同样支持了上述观点。研究者开发了一种表达人体而不是小鼠 CTLA-4 分子的小鼠，使研究者能够在接种小鼠黑素瘤的体内模型中评估癌症免疫治疗期间 CTLA-4 阻断剂对每个 T 细胞亚群比例变化的影响。数据显示，尽管对效应细胞的阻断显著改善了肿瘤自身的保护作用，但是单独阻断调节细胞完全不能增强抗肿瘤效应。然而，同时阻断两种细胞可产生协同效应和最大的抗肿瘤活性。因此研究者得出结论，通过阻断 CTLA-4 分子通路增强效应 T 细胞功能同时抑制 Treg 细胞的活性，这两种效果的联合对于介导癌症免疫治疗期间充分发挥抗 CTLA-4 抗体的治疗作用是至关重要的。另外，在肿瘤疫苗和增强、维持相关免疫记忆的情况下，短暂抑制 CTLA-4 可提高记忆性 $CD8^+T$ 细胞的相关反应。因此，放疗过程中阻断 CTLA-4 可以提高放疗的原位肿瘤疫苗作用。这种联合方案在不同肿瘤类型的小鼠模型上均发挥了协同抗肿瘤效应，即提高放疗对局部肿瘤和远处转移病灶的控制，而单独放疗或阻断 CTLA-4 没有观察到这一现象。$CD8^+T$ 细胞（而非 $CD4^+T$ 细胞）是放疗联合免疫发挥抗肿瘤作用过程中最重要的因素，而肿瘤特异性 $CD8^+T$ 细胞免疫反应的发生和发展也需要肿瘤组织和引流淋巴结内活化的树突状细胞的支持。小鼠试验发现，放疗和阻断 CTLA-4 的协同效应似乎依赖于放疗的剂量和不同的分割模式。如 8 Gy（3 次分割）的大分割放疗结合 CTLA-4 抗体有效介导抗肿瘤免疫应答，抑制肿瘤的局部和全身生长，而 5 次分割的 6 Gy 放疗方案的疗效较差，单次20 Gy 的放疗则不能与抗 CTLA-4 发挥协同作用。

放疗与伊匹木单抗 [一种阻断人类 CTLA-4 的单克隆抗体，已被美国食品药品监督管理局（U.S. Food and Drug Administration，FDA）批准用于转移性黑色素瘤] 的联合已在小鼠和人体试验中显现出令人振奋的一致性的结果。除了促进 T 细胞活化，伊匹木单抗还可通过抗体依赖、细胞介导的细胞毒性清除肿瘤组织内的 Treg 细胞，与放疗进一步发挥协同作用。一项回顾性研究报道，21 例转移性黑色素瘤患者在接受伊匹木单抗治疗后出现进展，再接受大分割放疗后发现远隔效应现象的有 11例（52%），9 例患者部分缓解（43%），2 例患者疾病稳定，发生远隔效应患者的总生存期较未发生远端效应患者延长。有趣的是，远端效应只发生在放疗病灶完全局部缓解的患者。此外，亦有报道显示该联合方案获得远处转移病灶的完全缓解。POSTOW等报道 1 例黑色素瘤患者单用伊匹木单抗出现进展后，接受放疗（9.5 Gy，3 次分割）联合伊匹木单抗表现出远隔效应从而实现了肿瘤完全消退。另一项病例报道显示，1 例转移性黑色素瘤患者在接受 2 周期伊匹木单抗后再接受 SBRT（17 Gy，3 次分割）治疗 7 个肝转移灶中的 2 个，之后继续接受 2 周期伊匹木单抗治疗，所有照射病灶和非照射病灶都获得完全缓解。GOLDEN 等报道了 1 例化疗抵抗性转移性非小细胞肺癌（non-small cell lung cancer, NSCLC）患者在接受针对单个肝转移病灶的 SBRT（6 Gy，5 次分割）结合伊匹木单抗（放疗第一天开始使用，序贯 3 次剂量）后，出现其他非照射野肝转移病灶和骨转移病灶消退的远隔效应。

值得注意的是，SBRT 和伊匹木单抗表现出的协同作用出现在 SBRT 结合伊匹木单抗同步使用的条件下。这种同步治疗的方案可能是通过强化 T 细胞的激发来发挥作用，而这一效应在放疗后序贯使用伊匹木单抗则不存在。一项 I 期临床研究入组了 22 例多发转移的黑色素瘤患者，接受单个病灶的大分割治疗（2～3 次分割）和序贯伊匹木单抗治疗（4 个疗程），结果显示尽管 18% 的患者出现非照射野病灶的部分缓解，但大部分患者无应答。中位无进展生存期和总生存期为 3.8 个月和 10.7 个月。另一项纳入 799 例激素抵抗性转移性前列腺癌患者（所有患者接受多西他赛化疗后，出现至少 1 个骨转移病灶进展）的随机、双盲、III 期临床试验显示，接受 SBRT 和序贯伊匹木单抗联合治疗的疗效不佳。在这项临床试验中，患者被随机分入骨病灶放疗（单剂量 8 Gy，1～5 个骨放疗野）序贯伊匹木单抗治疗组（10 mg/kg，每 3 周一次，4 个周期）或安慰剂治疗组。无进展患者可继续接受伊匹木单抗（10 mg/kg，每 3 个月一次）或安慰剂维持治疗，直至出现肿瘤进展、严重毒性反应或死亡。结果显示，尽管伊匹木单抗组的无进展生存期较安慰剂组占优（$HR=0.7$，95% CI：$0.61 \sim 0.82$，$P < 0.0001$），但两组在总生存期上无明显差异（$HR=0.85$，95% CI：$0.72 \sim 1.00$，$P=0.053$），亚组分析也仅提示肿瘤负荷较小的患者总生存期更优（$HR=0.62$，95% CI：$0.45 \sim 0.86$，$P=0.038$）。因此，进一步的研究必须考虑 SBRT 联合伊匹木单抗用药时机的问题。

PD-1 是一类免疫抑制性受体，可在 T 细胞上发挥抗原依赖性激活的表达上调，并与多种肿瘤细胞或肿瘤间质细胞分泌的配体 PD-L1、PD-L2 结合，抑制 T 细胞的活性。1998 年，NISHIMURA 教授团队为了分析 PD-1 分子在免疫反应中发挥的作用，选取 *PD-1* 基因缺失鼠为试验对象，试验结果证实 PD-1 信号分子抑制 B 淋巴细胞的增殖和分化过程，同 CTLA-4 信号分子一样，PD-1 分子同样削弱机体的免疫反应。2002 年，LWAI 教授通过动物试验进一步验证了 PD-1/PD-L1 信号通路在肿瘤免疫中所起的作用，转染表达 PD-L1 分子的 P815 肿瘤细胞变得对 CTL 介导的体外裂解不敏感，与缺乏内源性 PD-L1 的亲本肿瘤细胞相比，在同源宿主体内显著增强其肿瘤发生和体内侵袭能力，抗 PD-L1 抗体可逆转这些作用。研究结果显示，所有骨髓瘤细胞系天然表达 PD-L1 分子，正常小鼠中骨髓瘤细胞的生长受到体内抗 PD-L1 抗体的短暂抑制，但在同源的 PD-1 缺失的小鼠中则被完全抑制。结果表明，PD-L1 的表达可以作为潜在免疫原性肿瘤逃避宿主免疫应答的有效机制，并且阻断 PD-1 和 PD-L1 之间的相互作用，可能成为特定肿瘤免疫治疗的有效策略。

PD-1/PD-L1 信号通路除了影响肿瘤细胞自身的侵袭能力及对毒性 T 细胞的敏感程度外，另有研究证实 PD-1/PD-L1 信号通路可以改变肿瘤细胞对化疗的敏感程度进而促进肿瘤细胞的远处转移。2016 年，GRAHAM 教授团队发表了研究成果，他们认为，肿瘤细胞避免免疫破坏（免疫逃逸）的能力及其对抗癌药物的获得性抵抗是成功控制癌症的重要障碍。肿瘤细胞表面的 PD-L1 与 CTL 上的 PD-1 受体之间的相互作用导致免疫效应细胞的失活，从而导致肿瘤细胞发生免疫逃逸。动物试验结果显示，PD-1/PD-L1 轴也会导致肿瘤细胞对常规化学治疗剂的抵抗性。研究者使用一组 PD-L1 表达的人和小鼠乳腺癌和前列腺癌细胞系，发现在纯化的重组 PD-1 存在下，乳腺癌和前列腺癌细胞对多柔比星和多西紫杉醇产生抵抗性。与表达 PD-1 的 Jurkat T 细胞的共培养也促进了化学耐药性，但是通过 PD-L1 或 PD-1 的抗体阻断或使 *PD-L1* 基因沉默可以防止这种耐药性的产生。此外，在同源转移性乳腺癌小鼠模型中使用抗 PD-1 抗体抑制 PD-1/PD-L1 通路增强多柔比星化疗疗效以抑制乳腺癌的转移。为了进一步研究 PD-L1 通路对肿瘤细胞存活的优势机制，发现细胞暴露于 rPD-1（recombinant human PD-1）促进 ERK 和 mTOR 生长和存活途径，导致肿瘤细胞增殖增加。总体而言，这项研究的结果表明化疗和免疫检查点阻断剂（immune checkpoint inhibitor，ICI）的组合可能会成为化疗耐药的一种探索方向并有效控制肿瘤的进展。临床研究发现，阻断 PD-1 或 PD-L1 可激发抗肿瘤活性，且肿瘤细胞上 PD-L1 的表达水平是预测抗 PD-1 或抗 PD-L1 疗效的指标。两种抗 PD-1 药物派姆单抗（Pembrolizumab）和纳武利尤单抗（Nivolumab），在 2014 年被美国 FDA 批准用于对先前治疗无效的转移性黑色素瘤患者，之后又被批准用于 NSCLC（两种药物）、肾细胞癌和霍奇金淋巴瘤（纳武利尤单抗）。肿瘤试验动物模型发现大分割放疗可以通过 IFN-γ 的介导上调 PD-L1 的表达。有研究发现，放疗可促进肿瘤浸润的 CTL 上 PD-L1 的表达，而放疗诱导肿瘤微环境 PD-L1 表达上调的这一现象在清除 $CD8^+T$ 细胞后同样不复存在（非 $CD4^+T$ 细胞或 NK 细胞）。总的来说，这些发现表明 PD-1/PD-L1 信号通路可能是介导放疗抵抗性的重要机制，因此阻断 PD-1/PD-L1 应该是放疗联合免疫治疗的重要补充。此外，有研究发现立体定向放射外科（stereotactic radiosurgery，SRS）联合抗 PD-L1 治疗在小鼠模型上可以产生同等的肿瘤特异性免疫效应。针对乳腺癌小鼠模型的研究发现，12 Gy 局部放疗联合抗 PD-L1 较单独放疗或单独应用抗 PD-L1 可明显抑制肿瘤生长，产生长时间的免疫记忆，防止肿瘤复发。此外，12 Gy 单次照射联合抗 PD-L1 还可介导远处转移病灶的退缩。因此，一项针对转移性黑色素瘤患者的 I 期临床试验设计了大分割放疗后序贯派姆单抗（4 周期）的治疗方案，研究发现PD-L1 低表达患者的总生存期和无进展生存期较 PD-L1 高表达患者明显更长。一项小鼠黑色素模型试验也观察到类似结果，放疗（20 Gy）联合抗 CTLA-4、抗 PD-L1 可增强放疗野内的肿瘤控制，并抑制远处非照射野内病灶的肿瘤生长。而之后的肿瘤进展则与肿瘤细胞 PD-L1 的表达上调及淋巴细胞耗竭有关。研究发现，理想的治疗方案需将放疗与共阻断 CTLA-4 和 PD-L1 联合应用，抗 CTLA-4 可以显著抑制 Treg 细胞，提高 CD8$^+$T 细胞 /Treg 细胞比值，放疗可提高肿瘤组织内 T 细胞表面 TCR 的数量，阻断 PD-L1 可以逆转 T 细胞的耗竭。

促进 T 细胞受体的功能是激活抗肿瘤 T 细胞活性的重要补充，从而进一步发挥与放疗的协同作用。乳腺癌小鼠试验研究发现，放疗后 12 小时肿瘤浸润性淋巴细胞（tumor-infiltrating lymphocytes，TILs）中的 CD8$^+$T 细胞可共表达 PD-1 和 CD137，为抗 PD-1、抗 CD137 单克隆抗体结合放疗（12 Gy 单次或 4～5 Gy，5 次分割）治疗的有效性提供证据。另外，对肺癌、乳腺癌、胶质瘤小鼠模型的研究也表明，ICI、刺激性抗体（如 CD137）与放疗尤其是 SRS 联用，可有效地提高肿瘤控制率及延长生存期。CD134[TNF 受体家族成员 4（OX-40）] 与其受体（OX-40L）结合可为 T 细胞增殖提供共刺激信号。激动性抗 OX-40 抗体联合放疗可通过 CD8$^+$ 细胞介导的机制延长荷瘤小鼠的生存期。另外，IL-2 也是目前临床使用的激活 T 细胞的细胞因子。一项关于 MC38 结肠腺癌小鼠模型的研究发现，IL-2 联合 15 Gy 单次放疗较单独应用可提升约 12% 的完全缓解率。类似的，SBRT（20 Gy，1 次、2 次或 3 次分割）联合 IL-2 治疗黑色素瘤患者和肾细胞癌患者，也有高于预期的远隔效应发生率。

吲哚胺 2，3- 双加氧酶 1（Indoleamine 2，3 dioxygenase 1，IDO1）是一种细胞内的色氨酸分解代谢酶，由肿瘤细胞及抗原提呈细胞分泌（髓样和浆细胞样），可通过局部降低色氨酸水平和提高色氨酸代谢产物（如犬尿氨酸）介导免疫抑制的产生，主要是抑制 T 细胞增殖及引起 T 细胞凋亡。1- 甲基色氨酸是一种公认的 IDO1 抑制剂，在原位胶质母细胞瘤小鼠模型上可提高放疗（单次 5 Gy）联合替莫唑胺的疗效。刺激 TLR 可以上调淋巴结微环境内 IDO1 的水平，削弱 APC 的活化。因此，同期使用的 IDO1 抑制剂可进一步显著提高 TLR 激动剂联合 SBRT 的疗效。与 PD-L1 类似，IFN-γ 能够上调 IDO1 表达，并与介导肿瘤抗 CTLA-4 或 PD-1/PD-L1 治疗抵抗性相关。这些数据表明，IDO1 阻断剂是联合放射免疫疗法的合适选择。

就放疗而言，另一种需阻断的重要免疫抑制因子是 TGF-β。TGF-β 是一种多效型的调节组织稳态和细胞增殖以减轻炎症和免疫应答的重要细胞因子。TGF-β 可抑制效应 T 细胞，促进 Treg

细胞的聚集，还可以促进树突状细胞向免疫耐受型转化，阻断 TGF-β，有效促进树突状细胞向免疫原性表型转化。放疗可通过特定的氧化还原反应改变 TGF-β 复合物的结构以激活肿瘤微环境内的 TGF-β。此外，急性放疗损伤也可促进肿瘤微环境内 TGF-β 的上调及释放。对放疗相关性肠病的研究发现，放疗后 2 周，再生肠隐窝、炎症细胞、平滑肌细胞、间皮细胞可表现出不同 TGF-β 亚型的表达上调。TGF-β 可抑制肿瘤的放疗敏感性，促进肿瘤侵袭和转移，导致不良预后。乳腺癌小鼠模型研究发现，抗 TGF-β 抗体联合 5×6 Gy 放疗（第 13 天开始）可激活树突状细胞和诱发较强的 $CD8^+T$ 细胞反应，抑制放疗野内及远端肿瘤生长。然而，尽管抗 TGF-β 抗体联合放疗初期效果明显，肿瘤仍可能继续进展，研究发现这与肿瘤细胞及 $CD45^+/CD11b^+$ 髓样细胞 PD-L1、PD-L2 的表达上调有关。小鼠研究显示，将 PD-L1 阻断剂加入上述联合治疗方案，可进一步提高肿瘤缓解率并延长生存期。

参考文献

1. SURACE L，LYSENKO V，FONTANA A O，et al. Complement is a central mediator of radiotherapy-induced tumor-specific immunity and clinical response. Immunity，2015，42（4）：767-777.

2. DENG L，LIANG H，XU M，et al. STING-Dependent Cytosolic DNA Sensing

Promotes Radiation-Induced Type I Interferon-Dependent Antitumor Immunity in Immunogenic Tumors. Immunity, 2014, 41 (5): 843-852.

3. KO A, KANEHISA A, MARTINS I, et al. Autophagy inhibition radiosensitizes in vitro, yet reduces radioresponses in vivo due to deficient immunogenic signalling. Cell Death Differ, 2014, 21 (1): 92-99.

4. IANNELLO A, THOMPSON T W, ARDOLINO M, et al. p53-dependent chemokine production by senescent tumor cells supports NKG2D-dependent tumor elimination by natural killer cells. J Exp Med, 2013, 210 (10): 2057-2069.

5. GUPTA A, PROBST H C, VUONG V, et al. Radiotherapy promotes tumor-specific effector CD8+ T cells via dendritic cell activation. J Immunol, 2012, 189 (2): 558-566.

6. MOTZ G T, COUKOS G. Deciphering and reversing tumor immune suppression. Immunity, 2013, 39 (1): 61-73.

7. GAO C, KOZLOWSKA A, NECHAEV S, et al. TLR9 signaling in the tumor microenvironment initiates cancer recurrence after radiotherapy. Cancer Res, 2013, 73 (24): 7211-7221.

8. DOVEDI S J, MELIS M H, WILKINSON R W, et al. Systemic delivery of a TLR7 agonist in combination with radiation primes durable antitumor immune responses in mouse models of lymphoma. Blood, 2013, 121 (2): 251-259.

9. DE PALMA M, LEWIS C E. Macrophage regulation of tumor responses to anticancer therapies. Cancer Cell, 2013, 23 (3): 277-286.

10. KLUG F, PRAKASH H, HUBER P E, et al. Low-dose irradiation programs macrophage differentiation to an iNOS$^+$/M1 phenotype that orchestrates effective T cell immunotherapy. Cancer Cell, 2013, 24 (5): 589-602.

11. ZHOU Y, NI H, BALINT K, et al. Ionizing radiation selectively reduces skin regulatory T cells and alters immune function. PLoS One, 2014, 9 (6): e100800.

12. QINFENG S, DEPU W, XIAOFENG Y, et al. In situ observation of the effects of local irradiation on cytotoxic and regulatory T lymphocytes in cervical cancer tissue. Radiat Res, 2013, 179 (5): 584-589.

13. SELBY M J, ENGELHARDT J J, QUIGLEY M, et al. Anti-CTLA-4 antibodies of IgG2a isotype enhance antitumor activity through reduction of intratumoral regulatory T cells. Cancer Immunol Res, 2013, 1 (1): 32-42.

14. TWYMAN-SAINT VICTOR C, RECH A J, MAITY A, et al. Radiation and dual checkpoint blockade activate non-redundant immune mechanisms in cancer. Nature, 2015, 520 (7547): 373-377.

15. BELCAID Z, PHALLEN J A, ZENG J, et al. Focal radiation therapy combined with 4-1BB activation and CTLA-4 blockade yields long-term survival and a protective antigen-specific memory response in a murine glioma model. PLoS One, 2014, 9 (7): e101764.

16. PILONES K A, ARYANKALAYIL J, BABB J S, et al. Invariant natural killer T cells regulate anti-tumor immunity by controlling the population of dendritic cells in tumor and draining lymph nodes. J Immunother Cancer, 2014, 2 (1): 37.

17. ROMANO E, KUSIO-KOBIALKA M, FOUKAS P G, et al. Ipilimumab-dependent cell-mediated cytotoxicity of regulatory T cells ex vivo by nonclassical monocytes in melanoma patients. Proc Natl Acad Sci U S A, 2015, 112 (19): 6140-6145.

18. GRIMALDI A M, SIMEONE E, GIANNARELLI D, et al. Abscopal effects of radiotherapy on advanced melanoma patients who progressed after ipilimumab immunotherapy. Oncoimmunology, 2014, 3: e28780.

19. GOLDEN E B, DEMARIA S, SCHIFF P B, et al. An abscopal response to radiation and ipilimumab in a patient with metastatic non-small cell lung cancer. Cancer Immunol Res, 2013, 1 (6): 365-372.

20. KWON E D, DRAKE C G, SCHER H I, et al. Ipilimumab versus placebo after radiotherapy in patients with metastatic castration-resistant prostate cancer that had progressed after docetaxel chemotherapy (CA184-043): a multicentre, randomised, double-blind, phase 3 trial. Lancet Oncol, 2014, 15 (7): 700-712.

21. BLACK M, BARSOUM I B, TRUESDELL P, et al. Activation of the PD-1/PD-L1 immune checkpoint confers tumor cell chemoresistance associated with increased metastasis. Oncotarget, 2016, 7 (9): 10557-10567.

22. TOPALIAN S L, SZNOL M, MCDERMOTT D F, et al. Survival, durable tumor remission, and long-term safety in patients with advanced melanoma receiving nivolumab. J Clin Oncol, 2014, 32 (10): 1020-1030.

23. ROBERT C, SCHACHTER J, LONG G V, et al. Pembrolizumab versus

Ipilimumab in Advanced Melanoma. N Engl J Med, 2015, 372（26）：2521-2532.

24. DENG L, LIANG H, BURNETTE B, et al. Irradiation and anti-PD-L1 treatment synergistically promote antitumor immunity in mice. J Clin Invest, 2014, 124（2）：687-695.

25. ILLIDGE T, LIPOWSKA-BHALLA G, CHEADLE E, et al. Radiation therapy induces an adaptive upregulation of PD-L1 on tumor cells which may limit the efficacy of the anti-tumor immune response but can be circumvented by anti-PD-L1 [abstract]. Int J Radiat Oncol Biol Phys, 2014, 90（1 suppl）：S776.

26. SHARABI A B, NIRSCHL C J, KOCHEL C M, et al. Stereotactic Radiation Therapy Augments Antigen-Specific PD-1-Mediated Antitumor Immune Responses via Cross-Presentation of Tumor Antigen. Cancer Immunol Res, 2015, 3（4）：345-355.

27. ZENG J, SEE A P, PHALLEN J, et al. Anti-PD-1 blockade and stereotactic radiation produce long-term survival in mice with intracranial gliomas. Int J Radiat Oncol Biol Phys, 2013, 86（2）：343-349.

28. GERBER S A, LIM J Y, CONNOLLY K A, et al. Radio-responsive tumors exhibit greater intratumoral immune activity than nonresponsive tumors. Int J Cancer, 2014, 134（10）：2383-2392.

29. SEUNG S K, CURTI B D, CRITTENDEN M, et al. Phase 1 study of stereotactic body radiotherapy and interleukin-2--tumor and immunological responses. Sci Transl Med, 2012, 4（137）：137ra74.

30. LI M, BOLDUC A R, HODA M N, et al. The indoleamine 2, 3-dioxygenase

pathway controls complement-dependent enhancement of chemo-radiation therapy against murine glioblastoma. J Immunother Cancer, 2014, 2: 21.

31. HOLMGAARD R B, ZAMARIN D, MUNN D H, et al. Indoleamine 2, 3-dioxygenase is a critical resistance mechanism in antitumor T cell immunotherapy targeting CTLA-4. J Exp Med, 2013, 210 (7): 1389-1402.

32. VANPOUILLE-BOX C, DIAMOND J M, PILONES K A, et al. TGFβ Is a Master Regulator of Radiation Therapy-Induced Antitumor Immunity. Cancer Res, 2015, 75 (11): 2232-2242.

（陈大卫，吴萌，王佳，王新 整理）

免疫检查点阻断剂疗效的预测

免疫系统在除去异常细胞或癌细胞时起到重要作用。肿瘤通过多种机制抑制其发生、发展过程中的抗肿瘤免疫。肿瘤细胞或免疫细胞过表达抑制性免疫检查点分子可破坏自主免疫，形成免疫抑制微环境，导致免疫耐受或免疫逃逸。免疫检查点阻断剂主要解除免疫检查点信号通路对抗肿瘤免疫的抑制作用，开创了肿瘤免疫治疗的新篇章。

免疫检查点阻断剂在肺癌、黑色素瘤、淋巴瘤、膀胱癌等肿瘤中取得卓越的疗效。鉴于免疫检查点阻断剂在多种实体瘤二线治疗效果较好，近几年有较多的临床试验研究免疫检查点阻断剂在一线的应用。派姆单抗一线治疗进展期 Merkel 细胞癌，客观有效率达 56%。派姆单抗在 NSCLC 的一线治疗中，与化疗相比有更好的客观反应率（objective response rate，ORR）、更长的疾病无进展生存期（progression-free survival，PFS）和总生存期（overall survival，OS）。在广泛期小细胞肺癌（small cell lung cancer，SCLC）一线治疗中，阿特珠单抗（Atezolizumab）联合化疗比单用化疗有着更好的 PFS，中位 OS 明显改善，度伐利尤单抗（Durvalumab）联合化疗比单用化疗也明显改善了 ORR 和中位 OS。派姆单抗被美国 FDA 批准用于一线治疗 PD-L1 阳性的 NSCLC 患者。阿特珠单抗或度伐利尤单抗联合化疗被美国 FDA 批准用于广泛期 SCLC 的一线治疗。

3. 尽管免疫检查点治疗在抗肿瘤治疗方面疗效显著，仍面临很多挑战

（1）部分患者有效

应用纳武利尤单抗在一线治疗没有 *BRAF* 突变的黑色素患者，客观有效率为 40%，当与免疫检查点阻断剂联合应用时，疗效可进一步提高。CheckMate-067 试验显示，纳武利尤单抗和伊匹木单抗联合应用一线治疗Ⅲ/Ⅳ期黑色素瘤，客观有效率为 58%。纳武利尤单抗与不同剂量的伊匹木单抗联合一线治疗进展期 NSCLC，客观有效率分别为 38% 和 47%。虽然免疫检查点阻断剂在多种肿瘤中取得较好疗效，但客观有效率不超过 50%，即对大部分接受治疗的患者无治疗效果。

（2）治疗有不良反应

免疫检查点阻断剂单药在二线治疗 NSCLC 时不良反应事件（adverse events，AEs）发生率明显低于化疗：纳武利尤单抗在 CheckMate-017 试验中 ≥ 3 级 AEs 为 7%，在 CheckMate-057

试验中为 10%；派姆单抗为 13%；阿特珠单抗为 11%。在一线应用时不良反应发生率略有升高：KEYNOTE-024 试验中派姆单抗 ≥ 3 级 AEs 为 26.6%；CheckMate-026 试验中纳武利尤单抗 ≥ 3 级 AEs 为 18%。免疫检查点阻断剂与其他治疗联合应用时，不良反应发生率增高：派姆单抗与化疗联合一线治疗进展期 NSCLC 时 3/4 级 AEs 发生率为 36%；纳武利尤单抗与化疗联合 ≥ 3 级 AEs 为 45%。在 CheckMate-067 试验中，纳武利尤单抗单药一线治疗黑色素瘤 3/4 级 AEs 发生率为 16%；伊匹木单抗单药 3/4 级 AEs 发生率为 27%；当纳武利尤单抗和伊匹木单抗联合应用时，3/4 级 AEs 发生率高达 55%。

总之，免疫检查点阻断剂疗效显著，但客观反应率多在 20% ~ 30%，大多数患者不能获益；仍有 3 级以上不良反应，甚至因不良反应引起治疗中断。基于以上原因，寻找生物标志物、基因或模式来预测疗效筛选真正获益的患者尤为重要。

4. PD-1/PD-L1 信号通路相关基因、分子及细胞对 PD-1/PD-L1 阻断剂疗效的预测

PD-1 与其配体 PD-L1（B7-H1）和 PD-L2（B7-DC）结合能抑制 T 细胞的作用，限制 T 细胞杀伤作用。PD-1 是 T 细胞抑制蛋白，其配体 PD-L1 可表达于肿瘤细胞和 TILs。如果肿瘤细胞高表达 PD-L1，肿瘤细胞能够避开 T 细胞溶解作用，促进肿瘤形成。PD-L1 高表达是 NSCLC 和恶性黑色素瘤患者不良预后因素。

（1）PD-L1 表达水平对疗效预测作用

PD-L1 在实体瘤中表达上调，可以通过免疫组织化学方法检测其在肿瘤细胞和免疫细胞表面的表达。PD-1 主要表达于肿瘤浸润 T 细胞表面，对 PD-1/PD-L1 信号通路免疫检查点的作用比 PD-L1 作用小。PD-L1 是预测免疫检查点阻断剂疗效研究最多的标志物。

PD-L1 在不同肿瘤表达率存在差异。黑色素瘤、NSCLC、肾癌和其他肿瘤 PD-L1 的过表达者对 PD-1/PD-L1 阻断剂治疗反应更好。在非鳞 NSCLC 中，PD-L1 阳性患者比 PD-L1 阴性患者对纳武利尤单抗的治疗反应更好，中位生存期更长。PD-L1 阳性患者（≥1%），客观反应率为 31%，中位生存期为 17.2 个月，而 PD-L1 阴性患者客观反应率只有 9%，中位生存期只有 10.4 个月。

KEYNOTE-010 试验，入组患者为 PD-L1 阳性（≥50%）的既往接受治疗的 NSCLC 患者，派姆单抗比多西他赛明显改善 PFS 和 OS。KEYNOTE-024 试验，入组患者为 PD-L1 阳性（≥50%）的既往未接受治疗的 NSCLC 患者，与顺铂为基础的两药联合化疗进行疗效对比，派姆单抗的客观反应率为 44.8%，化疗的客观反应率只有 27.8%；派姆单抗的中位无进展生存期为 10.3 个月，化疗的中位无进展生存期只有 6 个月。基于以上两项试验结果，派姆单抗被美国 FDA 批准用于 PD-L1 阳性的（≥50%）初治或既往接受过治疗的 NSCLC。

（2）PD-L1 作为预测疗效的生物标志物面临挑战

尽管 PD-L1 在一些肿瘤中能预测 PD-1/PD-L1 阻断剂的疗效，但目前尚不能准确找到真正有临床获益的患者。在接受纳武利尤单抗治疗的进展期肾癌患者，PD-L1 阳性患者（≥ 1%）的中位总生存期为 21.8 个月，而 PD-L1 阴性患者（< 1%）的中位总生存期为 27.4 个月。在 CheckMate-017 试验中，既往治疗的肺鳞癌患者接受纳武利尤单抗免疫治疗时，临床获益与 PD-L1 表达水平无关（截断值为 1%、5% 或 10%）。一项包含 20 项临床试验、纳入 1475 例患者荟萃分析显示，PD-L1 阳性患者的客观反应率高于 PD-L1 阴性患者（34.1% vs. 19.9%，$P<0.0001$）。然而，并不是所有 PD-L1 阳性患者都对 PD-1/PD-L1 阻断剂有治疗反应，KEYNOTE-024 试验中，PD-L1 阳性（≥ 50%）患者的客观反应率只有 44.8%；PD-L1 阴性患者有一部分有治疗反应。主要有以下原因。

① PD-L1 在肿瘤细胞和（或）肿瘤浸润免疫细胞的表达

PD-L1 可以表达于肿瘤细胞或肿瘤浸润免疫细胞表面。肿瘤细胞和免疫细胞表面 PD-L1 抑制 $CD8^+T$ 细胞毒性，从而对抗肿瘤免疫起到抑制作用。多项研究显示，PD-L1 在肿瘤细胞和肿瘤浸润免疫细胞表达水平能够预测 PD-1/PD-L1 阻断剂的疗效。但并不是所有肿瘤的肿瘤细胞和肿瘤浸润免疫细胞均 PD-L1 阳性，在 68 例膀胱癌中只有 1 例肿瘤细胞和肿瘤浸润免疫细胞均阳性。在微卫星不稳态结肠癌中，PD-L1 主要表达于肿瘤浸润免疫细胞。所以，是肿瘤细胞还是肿瘤浸润免疫细胞 PD-L1 的表达更加重要？在黑色素瘤、肾癌、NSCLC 等多种实体瘤中，肿瘤细胞表面 PD-L1 的表达与抗 PD-L1 抗体的客观反应率和临床获益显著相关，但肿瘤浸润免疫细胞表面 PD-L1 的表达与疗效之间相关性未达到统计学意义。接受抗 PD-L1 抗体治疗的转移性膀胱癌患者，肿瘤浸润免疫细胞表面 PD-L1 的表达最能预测疗效。另一项临床试验亦显示肿瘤浸润免疫细胞 PD-L1 的表达能够预测阿特珠单抗的治疗反应，而肿瘤细胞表面 PD-L1 的表达不能预测治疗反应。

② PD-L1 的表达呈动态变化

PD-L1 的表达可有活化的肿瘤抗原特异性 T 细胞产生。PD-L1 的表达受多种因素影响，在肿瘤发生和免疫治疗过程中呈动态变化。高微卫星不稳态（microsatelite instability high，MSI-H）的结直肠癌能够吸引更多肿瘤浸润淋巴细胞并上调 PD-L1 的表达水平。在阿特珠单抗治疗过程中对肿瘤进行连续活检，发现 PD-L1 表达水平上升，伴有肿瘤最大径的下降。酪氨酸激酶抑制剂可能影响 NSCLC 肿瘤 PD-L1 的表达，在酪氨酸激酶抑制剂治疗前和治疗后分别进行活检，发现治疗前 *EGFR* 突变患者 PD-L1 阳性率为 24%（ $\geqslant$ 1%）、16%（ $\geqslant$ 5%）、11%（ $\geqslant$ 50%），间变性淋巴瘤激酶（anaplastic lymphoma kinase，ALK）阳性患者 PD-L1 阳性率为 63%（ $\geqslant$ 1%）、47%（ $\geqslant$ 5%）、26%（ $\geqslant$ 50%）。治疗后 *EGFR* 突变患者中有 28%、ALK 阳性患者中有 25% 发生 PD-L1 表达水平的改变。考虑 PD-L1 表达的动态变化，仅使用治疗前的 PD-L1 阳性率可能难以准确预测 PD-1/PD-L1 阻断剂的疗效。

③ PD-L1 在同一患者表达的异质性

PD-L1 表达能预测部分患者的疗效，但不能识别所有对 PD-1/PD-L1 阻断剂有效的患者，可能与 PD-L1 在同一患者不同病变间表达的异质性有关。为了确定 PD-L1 的表达在黑色素瘤同一患者不同样本间是否一致，免疫组织化学检测 58 例患者的不同部位的样本。发现 PD-L1 的表达水平在原发黑色素瘤病变和转移病变间、局部病变和远处转移病变间不一致（$n=21$）；同一患者不同转移部位的病变 PD-L1 表达也不同。在透明细胞性肾细胞癌，检测 53 个原发病变和对应的 76 个转移病变，原发病变 PD-L1 阳性率为 32%，对应的转移病变 PD-L1 阳性率为 23%；53 例患者中有 11 例（20.8%）原发病变和转移病变肿瘤细胞表面 PD-L1 表达不一致。在肺腺癌中，检测 146 例患者原发病变和转移病变，原发病变肿瘤细胞 PD-L1 的阳性率为 28.1%（≥ 1%）、27.4%（≥ 5%）、22.6%（≥ 10%）和 13%（≥ 50%）。原发病变和转移病变 PD-L1 表达水平的一致性为 87.2%（< 1%）、20.8%（≥ 1% 至 < 50%）和 70%（≥ 50%）。考虑 PD-L1 在同一患者不同病变间表达的异质性，只检测 1 个病变的表达水平不能准确反映整体病变 PD-L1 表达状态。

④免疫组织化学检测的可靠性

方法的可靠性：PD-L1 抗体结合包含 2 个亲水区，这也导致免疫组织化学检测的低效能，在免疫组织化学检测中，抗体通常与 PD-L1 蛋白典型部位结合，与 PD-L1 治疗性抗体略有不同。目前 PD-L1 的表达水平主要采用免疫组织化学方法检测 PD-L1 抗体在石蜡包埋组织切片的阳性率。不同的抗体可能导致同一样本阳性率不同。MCLAUGHLIN 等应用两种不同的抗体比较评估方法的差异，49 例肺癌标本使用 E1L3N 和 SP142 PD-L1 抗体，Cohen's Kappa 系数可以计算两种抗体在 1%、5% 和 50% 为截断值时 PD-L1 表达率的一致性，发现两种抗体间的一致性非常低。应用 4 种不同的第一抗体和方法检测 90 例 NSCLC 肿瘤 PD-L1 的表达：SP142 36%、E1L3N 24%、RBT-PD-L1 38% 和 28-8 34%。该研究显示，使用不同的抗体和检查方法，结果略有不同。另一项研究检测同一试验条件下不同组化抗体对 34 例黑色素瘤 PD-L1 阳性率的影响，分别使用 5H1、SP142、28-8、22C3 和 SP263 克隆，每个样本进行扫描，并在病理学家针对每个抗体划定的阈值范围内使用计算机辅助方法评估 PD-L1 的表达，SP142 和 SP263 之间（$R_2=0.961$）及 SP263 和 28-8 之间（$R_2=0.954$）一致性较高，28-8 和 5H1 之间（$R_2=0.812$）一致性最低。如果染色方法和评估方法一致，可减少不同抗体导致的结果的差异。

评估者的可靠性：病理学家（评估者）对 PD-L1 评分的可重复性对准确定义 PD-L1 的阳性率非常重要。为了观察同一病理学家不同时间及不同病理学家对 PD-L1 评分的一致性，选用 PD-L1 28-8 抗体检测 NSCLC 样本 PD-L1 的表达，以 1% 和 5%

为截断值，同一观察者不同观察时间平均阳性百分数一致性为97.9% 和 98.3%；不同观察者间平均阳性百分数一致性为 96.5%和 89.3%。另一项研究选用 PD-L1 22C3 177 PharmDx™ kit 试剂盒检测 60 例早期手术切除 NSCLC 标本。将样本随机分为两组，使 PD-L1 阳性和阴性数相匹配，随后将 10 名病理学家随机分配到这两个亚组。对于同一观察者可重复性，不同时间总百分数一致性：以 1% 为截断值时为 89.7%（95% CI：85.7；92.6）；以50% 为截断值时为 91.3%（95% CI：87.6；94）。对于不同观察者之间总百分数一致性：以 1% 为截断值时为 84.2%（95% CI：82.8；85.5）；以 50% 为 截 断 值 时 为 81.9%（95% CI：80.4；83.3）。Cohen's Kappa 系数为 0.68（95% CI：0.65；0.71）和 0.58（95% CI：0.55；0.62）。该研究显示，观察者不同时间或不同观察者之间的异质性较高，但以 5% 或 50% 为截断值时一致性低于1% 作为截断值的一致性，可能是由于阳性细胞数量较多，导致一些着色较弱的细胞在定义为阳性、阴性时的差异。80% 以上的一致性，统计学意义方面一致性较高，但作为筛选患者进行治疗时还是存在一定误差，评估前对病理学家进行培训有可能会进一步提高一致性，以更好地筛选患者。

⑤合理的截断值？

目前的研究通常采用 1%、5%、10% 和 50% 中的一个或多个作为截断值定义 PD-L1 的阳性率。不同的截断值阳性率不同，预测效能不同。90 例不能切除黑色素瘤患者接受纳武利尤单抗治疗，以 5% 为截断值时，PD-L1 阳性患者客观反应率为 67%，PD-L1 表达水平与治疗反应明显相关；而 PD-L1 阳性细胞 ≥ 1% 时，客观反应率只有 39%，PD-L1 表达水平与治疗反应不相关。有些研究者则采用多个截断值，试图寻找最合适的数值定义 PD-L1 阳性率。在比较纳武利尤单抗和多西他赛二线治疗 NSCLC 的疗效时，在非鳞 NSCLC 患者中，选用 ≥ 1% 为截断值时，纳武利尤单抗的客观反应率和总生存期优于多西他赛；但在肺鳞癌患者中，选用 1%、5% 或 10% 为截断值时均未发现 PD-L1 表达水平与纳武利尤单抗疗效的相关性。10% 不够高？在 KEYNOTE-001 试验中，选取 50% 为截断值，派姆单抗在 NSCLC 二线治疗的客观反应率高达 45.2%。缺乏 PD-L1 阳性的精确定义，限制 PD-L1 对 PD-1/PD-L1 免疫检查点阻断剂疗效预测的应用。对不同的肿瘤采用不同的截断值可能是合理的解决方案。然而肿瘤种类繁多，免疫检查点阻断剂有几种，针对每种肿瘤、甚至每种肿瘤亚型制定一个截断值将非常烦琐，增加临床医师和病理科医师工作量。

（3）肿瘤微环境中可能存在的标志物

因为 PD-L1 染色不能作为准确筛选患者的工具，那么肿瘤微环境中与 PD-1/PD-L1 信号通路相关的某些分子或细胞，有可能成为预测 PD-1/PD-L1 阻断剂疗效的方法。

①肿瘤浸润免疫细胞

PD-L1 的表达水平与肿瘤浸润免疫细胞相关。某些 PD-L1 阳性的患者不能对 PD-1/PD-L1 阻断剂起治疗反应，可能与肿瘤微环境中的免疫细胞有关。TANG 等选取 MC38 和 Ag104Ld 两种细胞株，均高表达 PD-L1，在 IFN-γ 的刺激下能够引起 PD-L1 表达上调，但 MC38 对抗 PD-L1 治疗敏感，Ag104Ld 对抗 PD-L1 抗体无治疗反应。进行流式分析，发现 MC38 肿瘤浸润 $CD8^+T$ 百分比是 Ag104Ld 的 7 ～ 10 倍，进一步研究发现，降低 MC38 肿瘤中 $CD8^+T$ 细胞，敏感性下降；升高 Ag104Ld 中的 $CD8^+T$ 细胞，敏感性上升。该研究提示，肿瘤中 $CD8^+T$ 细胞与抗 PD-L1 抗体疗效相关。TUMEH 等检测派姆单抗治疗前和治疗中黑色素瘤活检标本中 CD8、PD-1 和 PD-L1 的表达水平，发现：与肿瘤进展组相比，治疗有效组在治疗前肿瘤样本侵袭性边缘有更高的 $CD8^+$ 细胞浸润；治疗过程中连续活检标本显示，$CD8^+T$ 细胞的增殖与肿瘤体积的退缩显著相关（R=−0.75，P=0.0002）；治疗有效者在肿瘤边缘和肿瘤中心有更多的 $CD8^+$、$PD-1^+$ 和 $PD-L1^+$ 细胞。综合多种因素，他们创建了一个基于肿瘤侵袭边缘 $CD8^+T$ 细胞密度的预测抗 PD-1 抗体治疗反应的模型。但在另一项研究中，治疗前肿瘤浸润 $CD8^+T$ 细胞并不能预测阿特珠单抗的治疗反应。

②外周血活化 T 细胞对肿瘤负荷的比值与抗 PD-1 的治疗反应相关

黄等检测Ⅳ期黑色素瘤派姆单抗治疗前和治疗后的患者外周血循环系统中免疫细胞，发现治疗前黑色素瘤和同年龄健康者血液中 $CD4^+T$ 细胞和 $CD8^+T$ 细胞抑制性受体 PD-1、CTLA-4、2B4

和 TIM 表达水平一致；但 Ki-67[+]、CD8[+]T 细胞在黑色素瘤患者中比例高，在接受派姆单抗治疗后不断增加，3 周后达高峰，然后下降，该结果提示接受抗 PD-1 免疫治疗时，CD8[+]T 细胞活化富足；进一步研究发现高肿瘤负荷者治疗前和治疗后血液中有更多的 Ki-67[+]、CD8[+]T 细胞。活化 T 细胞对肿瘤负荷的比值越大，患者客观反应率越高，无进展生存期和总生存期越长。该结果提示肿瘤负荷对免疫反应的校准，抗 PD-1 免疫治疗激发了很强的免疫反应，但如果肿瘤负荷过高，则患者可能不会从免疫反应中获益。通过活检组织检测 PD-L1 或 TILs 或基因检测都是有创操作，给患者带来一定风险，连续活检实施困难。取外周血简单易行，患者容易接受，此方法容易推广。该试验样本量小；选取的是高免疫原性黑色素瘤患者，是否适合其他肿瘤尚不确定；单一指标不能完全预测治疗反应，可能需要 PD-L1 表达水平、基因突变等治疗提高预测效率。

③循环肿瘤 DNA 预测 PD-1 的治疗反应

循环肿瘤 DNA（circulating tumor DNA，ctDNA）与肿瘤负荷相关，在肿瘤患者中验证了基于 ctDNA 的血液肿瘤突变负荷（blood tumor mutation burden，bTMB）水平和临床获益与抗 PD-1/PD-L1 治疗之间的关联，证实了其是有前途的预测性生物标志物。使用优化的基因组大小和算法建立的 NCC-GP150 对于 bTMB 评估是可行的，并且 bTMB 可用作免疫治疗的 NSCLC 患者临床获益的生物标志物。此外，ctDNA 的动态监测可以提供

bTMB 变化信息，以无创方式预测治疗过程中的反应性，从而有可能提高反应预测的敏感性和特异性。

④ Bcl-2 相互作用中的细胞死亡介导因子 Bim

PD-1 和 PD-L1 结合后，Bcl-2 相互作用使细胞死亡介导因子 (Bim) 表达上调，Bim 过表达可导致更多 T 细胞的凋亡。检测外周血中 Bim 的表达水平，发现 Bim 在 PD-1$^+$CD8$^+$T 细胞的表达水平明显高于 PD-1– CD8$^+$T 细胞，Bim 表达水平受 PD-1/PD-L1 信号通路的调节；在黑色素瘤肿瘤浸润 T 细胞中也检测到 Bim 的表达，说明 Bim 在肿瘤微环境中也起作用；转移性黑色素瘤患者 Bim 在外周血活化的 CD11a^{hi} PD-1$^+$CD8$^+$ 细胞毒 T 细胞的表达水平是健康者的 2.4 倍，是未接受 PD-1 抗体治疗的黑色素瘤患者的不良预后因素；PD-1 抗体能降低 Bim 的表达水平，Bim 高表达能预测接受派姆单抗治疗的黑色素瘤好的临床获益。检测外周血中 Bim 表达水平创伤小，可预测和动态检测患者对抗 PD-1 治疗的反应。但该预测功能还需在大的前瞻性临床试验中验证。

⑤ IFN-γ

IFN-γ 是肿瘤免疫微环境的重要调控因子，由活化的 T 细胞释放，调节肿瘤细胞和免疫细胞 PD-L1 的表达。小鼠 5 种肿瘤模型试验，外周血淋巴细胞在抗 CD3/ 抗 CD28 抗体刺激后产生 IFN-γ，在 PD-1/CTLA-4 双检查点阻断剂治疗早期，外周血淋巴细胞数量未增多，IFN-γ 升高，能预测接受 PD-1/CTLA-4 阻断剂治疗后的生存。在接受抗 PD-L1 抗体治疗的黑色素瘤患者中，有治疗反应的患者治疗前 IFN-γ 和相关基因水平升高。评估 KEYNOTE-001 试验中接受派姆单抗治疗的 19 例黑色素瘤患者免疫相关基因的表达，*IFN-γ* 基因与客观反应率（$P=0.047$）和无进展生存期（$P=0.016$）密切相关。这结果与免疫检查点阻断剂的临床反应是预先存在的 IFN-γ 介导的适应性免疫反应相一致。然而，这种相关性在肾癌和 NSCLC 中非常弱。IFN-γ 尚不能作为预测免疫检查点阻断剂疗效的独立预测因子。

⑥干扰素调控因子 -1

干扰素调控因子 -1（interferon regulatory factor-1，IRF-1）是 PD-L1 转录因子，位于 JAK-STAT 信号通路上游，IFN-γ 能够诱导其表达，可通过免疫组织化学方法检测其表达。检测 IRF-1 和 PD-L1 在 47 例接受纳武利尤单抗、派姆单抗或伊匹木单抗 / 纳武利尤单抗治疗的转移性黑色素瘤患者标本的表达水平，IRF 表达水平和 PD-L1 水平正相关（Pearson 相关系数 0.52，$P=0.0002$），IRF-1 在部分反应或完全反应组的表达显著高于稳定或进展组（$P=0.044$）。IRF-1 高表达组 PFS 显著长于 IRF-1 低表达组（$P=0.017$），但 PD-L1 表达水平与 PFS 无关（$P=0.83$），这种 PFS 优势在伊匹木单抗和纳武利尤单抗联合治疗组更加显著（$P=0.0051$）。

（4）特定基因对 PD-1/PD-L1 疗效的预测

① *PD-L1* 基因扩增

由于蛋白水平检测 PD-L1 具有局限性，*PD-L1* 在基因水平的扩增有可能提高其预测作用。免疫荧光原位杂交检测 654 例可切除肺癌标本 *PD-L1* 基因扩增，*PD-L1* 在原发肿瘤和区域转移淋巴结内的表达水平具有异质性，基因扩增明显高于蛋白检测。在软组织肉瘤中，*PD-L1* 拷贝数增加者较未增加者 *PD-L1* 表达水平高；PD-L1 拷贝数增加者突变负荷增加。36/80（45%）的口腔鳞癌样本中检测到 PD-L1 蛋白水平的表达，原发肿瘤和对应的转移淋巴结表达一致性为 72%。15% 的患者检测到 *PD-L1* 基因扩增，而且在原发肿瘤和转移淋巴结一致。已在多种肿瘤中检测到 *PD-L1* 基因扩增，而且原发肿瘤和转移肿瘤中的表达性一致，有成为 PD-1/PD-L1 阻断剂预测指标的可能性，但目前尚无临床试验报道 *PD-L1* 基因扩增在 PD-1/PD-L1 免疫检查点阻断剂疗效预测方面的作用。免疫组织化学方法成本较低且容易执行，基因扩增价格高，实施复杂。可以采用临床 HER-2 检测方式，先用免疫组织化学筛选，样本标记为 IHC^{3+} 或 IHC^{2+} 者再进行下一步的基因检测。因此，免疫组织化学和基因扩增相结合可以作为 PD-L1 状态的检测方法。

② *JAK3*

JAK3（Janus Kinase 3）信号通路调节霍奇金淋巴瘤 PD-L1 的表达水平。在 1 例化疗抵抗的进展期肺癌患者，应用抗 PD-L1 治疗 1 年，无进展生存期达 12 个月，出现进展再次应用抗 PD-L1 治疗，3 个月后病变明显改善。对这例患者及其他入组患者进行全面的基因组分析，发现只有 $JAK3^{V722I}$ 增加肿瘤细胞

PD-L1 的表达水平，含有 $JAK3^{V722I}$ 等位基因的单核细胞 / 巨噬细胞 PD-L1 表达水平也增加，导致对 T 细胞的抑制，$JAK3^{V722I}$ 等位基因在肺癌中可能与抗 PD-L1 抗体的疗效有关。但是 JAK3 在个案中的意义是否适合预测其他 NSCLC 患者或其他肿瘤患者对 PD-1/PD-L1 阻断剂的反应还需要进一步研究确定。

③ *EGFR* 和 *ALK* 基因

NSCLC *EGFR* 突变和 *ALK* 基因重排者对 PD-1/PD-L1 阻断剂疗效低。回顾分析 58 例接受 PD-1 或 PD-L1 阻断剂治疗的 NSCLC 患者，有 22 例 *EGFR* 突变和 6 例 *ALK* 阳性，客观反应率只有 3.6%，30 例 *EGFR* 野生型和 *ALK* 阴性 / 未知，客观反应率为 23.3%。在 CheckMate-057 试验中，纳武利尤单抗明显比多西他赛延长二线治疗非鳞癌患者总生存期，但在 *EGFR* 突变患者，纳武利尤单抗和多西他赛组生存期无差异。在 KEYNOTE-010 试验中，对于 PD-L1 ≥ 50% 的患者，派姆单抗较多西他赛明显改善患者生存，但 *EGFR* 突变亚组、派姆单抗组无生存优势。LEE 等进行一项荟萃分析，包含 1903 例接受检查点阻断剂治疗的 NSCLC 患者，纳武利尤单抗 292 例；派姆单抗 691 例；阿特珠单抗 144 例；多西他赛 776 例。对 *EGFR* 野生型，免疫检查点阻断剂比多西他赛明显延长生存期（n=1362，HR=0.66，95% CI：$0.58 \sim 0.76$，$P < 0.0001$），但在 *EGFR* 突变型，未发现这种生存优势（HR=1.05，$P < 0.81$）。

（5）肿瘤抗原及突变负荷对疗效的预测

体细胞突变能够编码免疫性抗原，这对肿瘤免疫非常重要，所以体细胞突变有可能预测免疫检查点阻断剂的疗效。

①肿瘤抗原对免疫检查点阻断剂疗效的预测

收集初始对纳武利尤单抗或纳武利尤单抗联合伊匹木单抗免疫检查点阻断剂治疗有效后出现耐药的 NSCLC 患者标本，对治疗前和治疗抵抗后的肿瘤标本进行全基因测序，对比抗原景观图变化，发现治疗抵抗者 7～18 个潜在的基因突变相关抗原丢失。这些丢失的抗原产生的多肽能够使 T 细胞扩增，说明它们能够产生有功能的免疫反应。抗原的丢失是通过肿瘤亚克隆的缺失或含有躯干变异的染色体区域的删除引起的。这些研究提示我们免疫检查点阻断剂治疗过程中肿瘤抗原的动态变化。克隆抗原能够引起 T 细胞免疫活性并对免疫检查点阻断剂治疗敏感。随着肿瘤增长，肿瘤细胞获取突变，这些突变产生影响免疫检查点阻断剂效果的抗原。进一步比较含有高克隆性和低克隆性抗原负荷的患者基因，发现高克隆性抗原负荷更高表达 *CD8A*、*IFN-γ*、*STAT-1*、*PD-1*、*LAG-3* 和 *PD-L1/PD-2* 等基因。肿瘤克隆性抗原与肺腺癌总生存期相关，富含克隆抗原的进展期 NSCLC 和黑色素瘤对 PD-1 和 CTLA-4 阻断剂的敏感性更强，持续临床获益的患者 T 细胞能够识别克隆性抗原。

②肿瘤非整倍体与免疫浸润相关，降低对免疫治疗的反应

非整倍体，也被称为体细胞拷贝数的改变，被认为与肿瘤

的发生有关。对大多数肿瘤来说，高非整倍体的肿瘤降低肿瘤浸润细胞毒免疫细胞标志物的表达，尤其是 CD8$^+$T 细胞，并增加增殖标志物的表达。通过免疫检查点阻断剂治疗黑色素瘤的 2 个临床试验数据分析发现，肿瘤非整倍体与接受免疫治疗的患者生存呈负相关。肿瘤高突变和低非整倍体水平与好的预后相关。但通过免疫检查点阻断剂治疗黑色素瘤的 2 个临床试验数据分析发现，肿瘤非整倍体与患者生存期呈负相关，这种相关性在接受免疫治疗的患者中比未接受治疗的患者更加明显。因此肿瘤非整倍体与其他指标（基因突变）一起用来筛选哪些患者对免疫检查点阻断剂的治疗有效。

③错配修复缺乏和微卫星不稳态

结直肠癌对免疫检查点阻断剂治疗不敏感，只有 1/33 的患者应用 PD-1 阻断剂治疗有效。错配修复（mismatch-repair，MMR）信号通路可导致肿瘤微卫星不稳态（microsatellite instability，MSI）。而 MSI 高的肿瘤比微卫星不稳态比微卫星稳态（microsatellite stable，MSS）的患者高表达编码检查点受体的基因更多，包括 *PD-1* 和 *CTLA-4*。MMR 缺乏者占结直肠癌很小的一部分，因此 MMR 缺乏的肿瘤可能比 MMR 富足的肿瘤对 PD-1 的治疗更有效。LE 等开展一项 Ⅱ 早期临床试验，评估 41 位有或无 MMR 缺乏结直肠癌患者对派姆单抗的敏感性，MMR 缺乏者的免疫相关客观反应率为 40%，而 MMR 富足者没有 1 例对派姆单抗有治疗反应；MMR 缺乏组的免疫相关无进展生存率为 78%，MMR 富足者的免疫相关无进展生存率只有 11%。1 例肾盂高级别上皮癌患者，基因检测显示 MMR 缺乏，应用抗 PD-1 抗体和 PD-L1 抗体后，达到长时间完全缓解。以上结果提示，MMR 状态能够预测 PD-1/PD-L1 信号通路的疗效。可能有多种原因导致 MMR 结直肠癌患者对 PD-1 阻断剂治疗更敏感：MMR 缺乏和富足的肿瘤有不同的信号通路导致肿瘤微环境中的细胞因子不同，而这些可能导致 PD-1 信号通路不同程度的活化；MMR 缺乏患者体细胞突变数是 MMR 富足者的 10 ～ 100 倍，这些导致更多的肿瘤抗原形成；MMR 缺乏的肿瘤有更多的淋巴细胞浸润。错配修复缺乏和微卫星不稳态可能是预测免疫检查点阻断剂疗效的非常有潜力的方式，但目前研究样本量小，病种单一，其预测功能需要大样本多种肿瘤的临床试验进一步验证。最近，包括多种肿瘤类型在内的 5 项临床试验（KEYNOTE-016、KEYNOTE-164、KEYNOTE-012、KEYNOTE-028、KEYNOTE-158）表明，错配修复功能缺陷（different mismatch repair，dMMR）/MSI-H 患者可以对派姆单抗产生持久的反应。在此基础上，派姆单抗已被美国 FDA 批准用于治疗任何具有 dMMR/MSI-H 的晚期实体瘤，并且纳武利尤单抗联合伊匹木单抗也已显示出对 dMMR/MSI-H 结直肠癌患者可能获益。此外，dMMR 还可能导致 DNA 聚合酶基因 *Epsilon/Delta-1*（*POLE/POLD1*）发生突变，从而增加了突变负荷和新抗原负荷。对 47721 例具有不同癌症类型的患者中的 *POLE/POLD1*

突变进行的分析表明，具有这些突变的患者的肿瘤突变负荷（tumor mutational burden，TMB）和 OS 明显更高。因此，它可能是鉴定受益于免疫治疗患者的独立危险因素和预后标志物。此外，DNA 损伤反应（DNA damage response，DDR）信号网络中的碱基切除修复（base excision repair，BER）、同源重组修复（homologous recombination repair，HRR）、MMR 通路对 TMB 或新抗原的贡献更大，它们在共同突变时具有最高水平。目前已经确定，HRR 和 MMR 或 HRR 和 BER 的 DDR 途径中的共突变被定义为 co-mut+，与 TMB 水平升高、新抗原负荷和免疫基因表达特征有关。co-mut+ 患者表现出更高的客观缓解率和更长的 PFS 或 OS，这表明 co-mut+ 可被用作对免疫治疗疗效的预测指标，并为将来的临床实践提供了一种潜在的便捷方法。

④突变景观图

全基因测序使对肿瘤样本的体细胞突变进行整体分析成为可能。在黑色素瘤和肺癌肿瘤中有较高的非同步突变。目前多项研究尝试通过突变景观图来找到对免疫检查点阻断剂治疗敏感的患者。对接受派姆单抗治疗的 NSCLC 患者基因分析：持续临床获益（＞ 6 个月）患者的突变负荷明显高于非持续获益患者（中位 299 对 127 突变，$P=0.0008$）。高的体细胞非同步突变负荷与好的客观反应率、持续临床获益和无病生存期相关。用 ≥ 178 个体细胞非同步突变负荷预测派姆单抗持续治疗反应的敏感性和特异性在发现队列是 100% 和 77%，而在验证队列是 86% 和 75%。该结果提示突变景观图可以用来筛选对 PD-1 阻断剂治疗有效的患者。突变负荷与免疫检查点阻断剂疗效之间的关系可能是因为体细胞突变产生肿瘤抗原，而免疫检查点阻断剂活化抗原特异性 T 细胞。

⑤肺腺癌 *TP53* 和 *KRAS* 状态对 PD-1 阻断剂疗效的预测

1 例既往接受过多种方案化疗、放疗的 *KRAS* 突变的女性肺腺癌患者，接受纳武利尤单抗一次治疗后，病变接近完全缓解。虽然这只是 1 例个案报道，但提示 *KRAS* 基因状态可能对 PD-1 阻断剂疗效有影响。为此，DONG 等对接受派姆单抗治疗的 34 例 NSCLC 进行分析，发现 *KRAS* 突变组或 *TP53* 突变组比野生型有更多的非同步突变和肿瘤抗原，*TP53* 或 *KRAS* 突变患者比野生型患者接受派姆单抗治疗后 PFS 明显延长（*TP53* 突变 vs.*KRAS* 突变 vs. 野生型：14.5 个月 vs. 14.7 个月 vs. 3.5 个月，$P=0.012$）。为进一步探讨该机制，对 442 例肺腺癌患者进行基因集合富集分析，以找到与免疫检查点阻断剂疗效相关的基因。*TP53* 基因增加免疫检查点的表达，活化 T 细胞效应体和 *IFN-γ* 相关基因，增加 CD8$^+$T 细胞浸润。*TP53/KRAS* 共突变的亚组明显增加 PD-L1 和 CD8A$^+$ 的表达。同时 *TP53* 或 *KRAS* 突变的肿瘤突变负荷增加，改变细胞周期调节基因、DNA 复制和损伤修复基因。以上研究提示 *TP53* 和 *KRAS* 可能在调节免疫标志物的表达方面有协同和互补作用，可以作为指导免疫检查点阻断剂治疗的一对预测因子，但以上试验为小样本回顾性分析，需要大样本前瞻性临床研究验证。

5. CTLA-4 信号通路相关基因、分子及细胞对 PD-1/PD-L1 阻断剂疗效的预测

为了测定肿瘤微环境中肿瘤特异性抗原和变异是否影响伊匹木单抗的治疗反应，VAN ALLEN 等对 110 例黑色素瘤患者治疗前活检标本进行全基因测序，发现每个样本的中位非同步突变负荷是 197，与伊匹木单抗临床获益明显相关（$P=0.0076$）；每个样本中位抗原负荷为 369，与突变负荷强正相关（$R=0.97$，$P < 0.0001$），与伊匹木单抗临床获益明显相关（$P=0.027$）；复发性肿瘤抗原未能预测生存。为了评估容易引起免疫反应的抗原，作者们检测免疫性抗原是否表达于突变肿瘤，分析配对的 DNA 和 RNA 序列数据，这些数据来源于 40 例患者（13 例临床获益，22 例未获益，5 例长期生存），通过配对的转录数据过滤，每例患者中位抗原负荷由 395 下降至 198。该研究还发现颗粒酶 A、穿孔素、CTLA 和 PD-L2 在临床获益组表达增高。以上结果提示肿瘤突变负荷、溶胞蛋白和免疫检查点的表达对 CTLA 阻断剂的疗效有一定影响，基因测序有利于研究肿瘤免疫原性和宿主免疫浸润对 CTLA 阻断剂有治疗反应和治疗抵抗的影响。

CTLA-4 基因单核苷酸变异体（single nucleotide variants，SNVs）可以影响 *CTLA-4* 基因转录效率，通过 *CTLA-4* 表达水平的变化和对 T 细胞的作用进而影响宿主免疫，因此，*CTLA-4* 基

因 SNVs 有可能对 CTLA-4 阻断剂的治疗反应有预测作用。分析 173 例转移性黑色素瘤 6 个 *CTLA-4* 基因 SNVs：*-1661A > G*、*-1577G > A*、*-658C > T*、*-319C > T*、*+49A > G*、*CT60G > A*，结果如下：-1577G > A SNV 和 CT60G > A SNV 与伊匹木单抗最好治疗反应显著相关；*-1577G/G* 和 *CT60G/G* 基因的患者生存期更长，3 年的生存率为 29.8% 和 30.8%；而携带 *-1577G/A* 和 *CT60G/A* 基因的患者生存期短，3 年生存率只有 12.9% 和 14.4%。因此，携带 *-1577G/G* 或 *CT60G/G CTLA-4* 变异体的转移性黑色素瘤患者更能从伊匹木单抗治疗中获益，生存期更长。

SNYDER 等对接受伊匹木单抗或曲美木单抗（Tremelimumab）治疗的 64 例黑色素瘤患者肿瘤组织及匹配的血液样本进行全基因测序。高基因突变负荷和好的临床获益相关（$P=0.04$），但有一部分高基因突变负荷的患者对 CTLA-4 阻断剂治疗无反应，因此单独应用基因突变负荷不足以准确预测治疗获益。利用全基因组体细胞表位分析和患者特异性 HLA 分型，寻找每例患者候选肿瘤抗原，发现长期获益的患者具备一定数量的特异性四肽，而在不获益或获益很少的患者基本没有这些四肽。这些在交叉反应 T 细胞位点内的四肽足够驱动 T 细胞增殖。这些四肽并不仅是高突变负荷的结果，一部分对 CTLA-4 阻断剂治疗无获益或很少获益的患者具有高基因突变负荷，但没有这些四肽位点。这些多肽位点与 CTLA-4 阻断剂治疗长期临床获益明显相关。

6. 肠道微生物群基线特征对免疫检查点阻断剂治疗反应的预测

肠道微生物群对机体免疫系统有一定影响，研究显示肠道微生物群对免疫检查点阻断剂的疗效有影响，但是否能预测免疫检查点阻断剂的治疗反应尚不确定。SIVAN 等用两种小鼠模型，研究肠道菌群对抗 PD-L1 抗体的疗效的影响。同一种黑色素瘤细胞在两种小鼠生长速度明显不同，进一步分析发现，生长速度快的 TAC 小鼠缺乏肠道共生菌群，且该种小鼠 T 细胞特异性免疫反应及肿瘤细胞间 T 细胞明显弱于生长速度慢的 JAX 小鼠。当 TAC 小鼠与 JAX 小鼠共养殖或 TAC 小鼠口服 JAX 小鼠粪便时，抗 PD-L1 抗体治疗反应增强。前瞻性入组 26 例接受伊匹木单抗治疗的转移性黑色素瘤患者，16S rRNA 测定治疗前粪便中的微生物，同时测定外周血中的淋巴细胞免疫表型。伊匹木单抗治疗不改变肠道菌群的多样性和大多数菌群的比例。基线肠道菌群可以使 84.6% 的患者准确的分为长期临床获益或较少临床获益者。与基线菌群为拟杆菌属（Bacteroides，集群 B）的患者相比，基线特征为 Faecalibacterium genus 或其他厚壁菌属（集群 A）的患者无进展生存期更长（$P=0.0039$）。而且集群 A 患者外周血中调节性 T 细胞比例下降，在伊匹木单抗 治疗期间，诱导 T 细胞共刺激分子表达明显增加。但该研究是对粪便菌群进行分析，可能与肠道内生菌群不完全相同。

7. 临床病理因素对 PD-1 阻断剂治疗反应的预测

对于预测免疫检查点阻断剂的疗效，肿瘤内部和外部的因子、蛋白、细胞被广泛研究，但目前尚无理想模型。临床病理资料获取简单，容易推广，有 2 项研究探讨了临床病理因素对免疫检查点阻断剂疗效的预测。WEIDE 等评估 616 例接受派姆单抗治疗的黑色素瘤患者临床病理基线指标，发现血清乳酸脱氢酶（lactate dehydrogenase，LDH）升高 ≤ 2.5 倍、相对嗜酸性粒细胞数 ≥ 1.5%，相对淋巴细胞数 ≥ 17.5% 及没有转移这 4 个因素是好的预后因素。如果患者这 4 项因素均具备，接受派姆单抗治疗客观反应率为 58.3%，1 年 OS 为 83.9%；如果患者不具备任何一项指标，则客观反应率只有 3.3%，1 年 OS 为 14.7%。这 4 项指标相结合是预测派姆单抗的有力工具。NOSRATI 等评估来自 4 个肿瘤中心接受派姆单抗治疗的 315 例黑色素瘤患者的临床病理资料，收集患者资料包括性别、年龄、LDH、白细胞数、分期、原发肿瘤部位、是否存在远处转移、ECOG 评分、*BRAF* 突变状态及既往治疗情况，发现 5 项因素与预后相关。根据这 5 项因素创建预后模型：LDH 升高（1 分），年龄 < 65 岁（1 分），女性（1分），伊匹木单抗治疗史（2 分），肝转移（2 分）。对抗 PD-1 治疗反应的预测：AUC 0.73（95% *CI*：0.67 ～ 0.80）。如果评为 6 分，则对抗 PD-1 治疗的客观反应率为 29%；如果评分 0 分，则客观反应率高达 87%。以上研究均为回顾性分析，且选择的为治

疗敏感的黑色素瘤患者，该模型是否适合前瞻性研究分层及其他肿瘤还需进一步临床试验验证。

8. PET/CT 对疗效的预测

（1）FDG PET/CT

FDG PET/CT 对靶向治疗、化疗或放疗治疗反应有一定预测作用。CHO 等探索 FDG PET/CT 对免疫检查点阻断剂治疗反应预测的可行性，纳入 20 例具有可评估病变的进展期黑色素瘤患者接受免疫检查点阻断剂治疗：16 例伊匹木单抗，3 例 BMS-936559（抗 PD-L1 抗体）和 1 例纳武利尤单抗。这些患者进行 3 次 FDG PET/CT 扫描：治疗前（SCAN-1）、第 21 ～ 28 天（SCAN-2）和治疗第 4 个月（SCAN-3）。第二次扫描能够预测 4 个月后最佳治疗反应。在免疫检测点阻断剂治疗早期，FDG 摄取增加可能与免疫活化和更好预后相关。结合第二次扫描的解剖（CT）和功能影像（PET）数据，预测患者对免疫检查点阻断剂治疗反应的敏感性为 100%，特异性为 93%，准确性为 95%。以上研究只入组 20 例患者，PET/CT 是否能成为预测免疫检查点阻断剂疗效的工具，还需要大样本前瞻性临床研究证实。

（2）放射性核素标记的特异性示踪剂 PET/CT

一些基础研究探讨用放射性核素标记抗 PD-L1 或 PD-1 抗体，以非侵袭性的方法动态监测体内 PD-L1 的变化及对疗效的预测。^{64}Cu 标记抗小鼠 PD-1 免疫 PET 追踪剂，能够检测到黑色素瘤小鼠内 PD-1 阳性的肿瘤浸润免疫细胞。用小鼠和人源化的抗 PD-L1 抗体 MPDL3280A 形成放射性标记的 ^{111}In-PD-L1- 抗体和 近红外染料共价结合的 NIR-PD-L1- 抗体，这两种抗体与 PD-L1 表达水平正相关，SPECT/CT 检测到 PD-L1 阳性的肿瘤内特异性 的持续性高信号强度的积累，PD-L1 阴性的肿瘤内则没有高信号 的积累。但用 PD-1 或 PD-L1 抗体标记放射性核素穿透力弱，与 治疗性抗体竞争结合位点，MAUTE 等设计了高亲和力的 PD-1 变异体（HAC PD-1），具有很强的穿透力，能够在肿瘤内有不同 的分布，在 PD-L1 抗体则多局限于肿瘤或血管周边，PD-L1 阳性 的肿瘤细胞 HAC PD-1 和 PD-L1 抗体阳性，但一部分细胞 HAC PD-1 阳性而 PD-L1 抗体阴性，几乎没有 PD-L1 抗体阳性而 HAC PD-1 阴性的肿瘤细胞。作为 PET 追踪剂，HAC PD-1 能成功区 别小鼠体内 PD-L1 阳性和 PD-L1 阴性的肿瘤。总之，PD-L1 能 预测部分患者疗效，但不能预测全部患者疗效，可能与免疫组织 化学仅能检测部分肿瘤 PD-L1 的表达，不代表整体肿瘤水平，不能动态检测 PD-L1 的表达水平有关。而放射性核素标记的特 异性 PET/CT 显像，将有助于对肿瘤的整体特征及转移灶进行评 估，而且该项检查为无创检查，可在不同时间点重复应用，有可 能成为预测和检测免疫检查点阻断剂疗效的有力工具。

9. 肿瘤突变负荷

在几种癌症种类，包括尿路上皮癌、SCLC、NSCLC、黑色素瘤和人乳头瘤病毒阴性头颈部鳞癌中已经报道了高 TMB 与免疫应答之间的显著相关性。对 27 种癌症类型的荟萃分析显示，平均缓解率与 log（TMB）正相关。美国国立综合癌症网络指南已将 TMB 用作接受免疫治疗的 NSCLC 患者的推荐测试。尽管一些在复发后接受抗 PD-1 的肾癌、人乳头瘤病毒阳性头颈部鳞癌和黑色素瘤临床研究的结果表明，单纯 TMB 仍不能清楚地预测 OS，但令人兴奋的是，在 2020 年美国临床肿瘤学会会议上进行的多项研究已经证实了 TMB 在免疫或联合治疗中的预测价值（KEYNOTE-061 研究、CONDOR 研究、EAGLE 研究、EPOC1704 研究等），巩固了 TMB 作为独立预测因子的地位。2020 年 4 月，美国 FDA 优先批准了 TMB 作为派姆单抗的辅助诊断生物标志物。

尽管如此，TMB 的截断值在各个研究和测定平台中的定义不同，如尿路上皮癌中的阿特珠单抗＞ 16 mt/Mb，NSCLC 中的派姆单抗＞ 23.1 mt/Mb，NSCLC 中的阿特珠单抗≥ 13.5 mt/Mb、≥ 15.8 mt/Mb 或≥ 17.1 mt/Mb，NSCLC 中的纳武利尤单抗联合伊匹木单抗≥ 10 mt/Mb，需要进一步研究以确认不同肿瘤的最佳临界值。此外，下一代测序（next generation sequencing，NGS）已获得美国 FDA 批准，可用于评估 TMB，包括 MSK-IMPACT 和 FoundationOne CDx 平台，其检测结果与全外显子组测序（whole exome sequencing，WES）高度一致。一项对带有 395 个基因组的 FoundationOne 平台检测 4064 例 NSCLC 患者的

TMB（临界值 20 mt/Mb）的研究发现，与 TMB-L 患者相比，接受抗 PD-1/PD-L1 药物治疗的 TMB-H 患者的 OS 和疾病控制率（disease control rate，DCR）显著提高（$P < 0.05$）。在抗 PD-1/PD-L1 治疗的 78 例 NSCLC 患者中进行的 WES 和靶向 NGS（422 种癌基因检测）均表明，TMB-H 人群具有更好的持久临床获益和 PFS。这些发现证明了全面基因组分析的可行性，但是更准确、全面和经济高效的最佳 NGS 平台的设计仍不清楚。此外，鉴于 bTMB 被确定为 PFS 的预测因素，但未能区分具有 OS 获益的患者，研究人员认为有必要探索其他更精确的因素，如等位基因频率。最后，由于肿瘤与免疫相互作用的复杂性，静态生物标记物不足以准确预测反应。对治疗前和治疗中黑色素瘤中肿瘤全基因组动态检测的最新分析发现，治疗前 TMB 仅与未经治疗的患者的 OS 相关，而 TMB 的早期（4 周）治疗中变化与整个队列中的抗 PD-1 反应和 OS 有关。TMB 的变化检测有助于早期评估免疫治疗的疗效，但其临床实用性受到难以获取组织样品和价格昂贵的限制。

寻找有预测作用的标志物是所有抗肿瘤治疗的共同需要，为提高免疫检查点治疗中获益患者的比例，很多临床试验中加入了预测标志物或预测模型的研究。对于 PD-1/PD-L1 信号通路，PD-L1 在多种实体瘤中对 PD-1/PD-L1 阻断剂治疗有预测作用，但作为预测指标面临许多挑战，如检测方法的可靠性、合适的截断值、PD-L1 阴性的部分患者对 PD-1/PD-L1 阻断剂治疗有效等。

应进一步认识 PD-L1 和 TMB，同时继续促进检测方法的一致性评价。基因突变在整个免疫治疗过程的评估和监测中显示出巨大的潜力，应继续探索。关于免疫微环境和宿主微环境标志物的探索仍存在许多未知数，需要从更深的分子角度来理解。在目前研究中，PD-L1 作为预测指标不能准确筛选治疗有效或治疗无效的患者，如果其与免疫微环境中的细胞或分子，或与外周血中的指标相结合，可能会提高预测疗效。对于 CTLA-4 信号通路，目前尚无指标获得美国 FDA 批准用于筛选接受 CTLA-4 治疗的患者，目前研究中涉及肿瘤浸润淋巴细胞、外周血标志物等。鉴于各种新兴的生物标志物及每种标志物在不同程度上的弊端，结合 2 种或多种方法捕获免疫状态的策略作为 ICI 疗效的复合预测生物标志物可能更为有效。基因测序及基因分析被用来预测免疫检查点阻断剂的疗效，配对缺陷、肿瘤突变负荷、免疫原性抗原负荷等均对疗效和临床获益有预测效果，但这些检测存在一定局限性：费用高；技术要求高；研究多选择某一种疾病，是否适合广泛应用需要进一步验证。平衡每种预测标记模型的临床应用的科学性、可及性和简单操作之间的关系是临床研究中要考虑的挑战。免疫检查点阻断剂起作用需要较多免疫细胞、免疫分子的参与，是一个动态过程，更好地了解免疫检查点阻断剂交互作用的复杂网络，将有助于我们筛选可靠的预测标志物，以最大程度地从这些转化疗法中找到受益患者，最终促使肿瘤学向精密免疫肿瘤学发展。

此外，使用机器深度学习和人工智能来探索免疫疗法功效和耐药性的机制和标志物正在从想象变为现实，这可以作为未来科学研究和临床探索的方向。多变量预测模型需要使用机器学习来提取具有大样本和多维度的数据特征，并基于肿瘤与宿主之间相互作用的不同成分整合不同类型的数据，以进行全面验证和评估。

参考文献

1. KAZANDJIAN D, SUZMAN D L, BLUMENTHAL G, et al. FDA Approval Summary: Nivolumab for the Treatment of Metastatic Non-Small Cell Lung Cancer With Progression On or After Platinum-Based Chemotherapy. Oncologist, 2016, 21 (5): 634-642.

2. RECK M, RODRÍGUEZ-ABREU D, ROBINSON A G, et al. Pembrolizumab versus Chemotherapy for PD-L1-Positive Non-Small-Cell Lung Cancer. N Engl J Med, 2016, 375 (19): 1823-1833.

3. D'ANGELO S P, LARKIN J, SOSMAN J A, et al. Efficacy and Safety of Nivolumab Alone or in Combination With Ipilimumab in Patients With Mucosal Melanoma: A Pooled Analysis. J Clin Oncol, 2017, 35 (2): 226-235.

4. YOUNES A, SANTORO A, SHIPP M, et al. Nivolumab for classical Hodgkin's lymphoma after failure of both autologous stem-cell transplantation and brentuximab vedotin: a multicentre, multicohort, single-arm phase 2 trial. Lancet Oncol, 2016, 17 (9): 1283-1294.

5. SHARMA P, CALLAHAN M K, BONO P, et al. Nivolumab monotherapy in

recurrent metastatic urothelial carcinoma（CheckMate 032）：a multicentre, open-label, two-stage, multi-arm, phase 1/2 trial. Lancet Oncol, 2016, 17（11）：1590-1598.

6. NGHIEM P T, BHATIA S, LIPSON E J, et al. PD-1 Blockade with Pembrolizumab in Advanced Merkel-Cell Carcinoma. N Engl J Med, 2016, 374（26）：2542-2552.

7. HORN L, MANSFIELD A S, SZCZĘSNA A, et al. First-Line Atezolizumab plus Chemotherapy in Extensive-Stage Small-Cell Lung Cancer. N Engl J Med, 2018, 379（23）：2220-2229.

8. GOLDMAN J W, DVORKIN M, CHEN Y, et al. Durvalumab, with or without tremelimumab, plus platinum-etoposide versus platinum-etoposide alone in first-line treatment of extensive-stage small-cell lung cancer（CASPIAN）：updated results from a randomised, controlled, open-label, phase 3 trial. Lancet Oncol, 2021, 22（1）：51-65.

9. ROBERT C, LONG G V, BRADY B, et al. Nivolumab in previously untreated melanoma without BRAF mutation. N Engl J Med, 2015, 372（4）：320-330.

10. LARKIN J, CHIARION-SILENI V, GONZALEZ R, et al. Combined Nivolumab and Ipilimumab or Monotherapy in Untreated Melanoma. N Engl J Med, 2015, 373（1）：23-34.

11. HELLMANN M D, RIZVI N A, GOLDMAN J W, et al. Nivolumab plus ipilimumab as first-line treatment for advanced non-small-cell lung cancer（CheckMate 012）：results of an open-label, phase 1, multicohort study. Lancet Oncol,

2017, 18 (1): 31-41.

12. BORGHAEI H, PAZ-ARES L, HORN L, et al. Nivolumab versus Docetaxel in Advanced Nonsquamous Non-Small-Cell Lung Cancer. N Engl J Med, 2015, 373 (17): 1627-1639.

13. BRAHMER J, RECKAMP K L, BAAS P, et al. Nivolumab versus Docetaxel in Advanced Squamous-Cell Non-Small-Cell Lung Cancer. N Engl J Med, 2015, 373 (2): 123-135.

14. HERBST R S, BAAS P, KIM D W, et al. Pembrolizumab versus docetaxel for previously treated, PD-L1-positive, advanced non-small-cell lung cancer (KEYNOTE-010): a randomised controlled trial. Lancet, 2016, 387 (10027): 1540-1550.

15. FEHRENBACHER L, SPIRA A, BALLINGER M, et al. Atezolizumab versus docetaxel for patients with previously treated non-small-cell lung cancer (POPLAR): a multicentre, open-label, phase 2 randomised controlled trial. Lancet, 2016, 387 (10030): 1837-1846.

16. SOCINSKI M, CREELAN B, HORN L, et al. CheckMate 026: A Phase 3 Trial of Nivolumab vs Investigator's Choice (IC) of Platinum-Based Doublet Chemotherapy (PT-DC) as First-Line Therapy for Stage IV /Recurrent Programmed Death Ligand 1 (PD-L1) − Positive NSCLC. Annals of Oncology, 2016, 27: 1-36.

17. GADGEEL S M, STEVENSON J, LANGER C, et al. Pembrolizumab (pembro) plus chemotherapy as front-line therapy for advanced NSCLC: KEYNOTE-021 cohorts A-C. Journal of Clinical Oncology, 2016, 34 (15 suppl): 9016.

18. LIU S V, POWDERLY J D, CAMIDGE D R, et al.Safety and efficacy of MPDL3280A (anti-PDL1) in combination with platinum-based doublet chemotherapy in patients with advanced non-small cell lung cancer (NSCLC) . J Clin Oncol, 2015, 33 (suppl): abstr 8030.

19. SHARPE A H, WHERRY E J, AHMED R, et al. The function of programmed cell death 1 and its ligands in regulating autoimmunity and infection. Nat Immunol, 2007, 8 (3): 239-245.

20. BARBER D L, WHERRY E J, MASOPUST D, et al. Restoring function in exhausted CD8 T cells during chronic viral infection. Nature, 2006, 439 (7077): 682-687.

21. PATERSON A M, BROWN K E, KEIR M E, et al. The programmed death-1 ligand 1: B7-1 pathway restrains diabetogenic effector T cells in vivo. J Immunol, 2011, 187 (3): 1097-1105.

22. MENG X, HUANG Z, TENG F, et al. Predictive biomarkers in PD-1/PD-L1 checkpoint blockade immunotherapy. Cancer Treat Rev, 2015, 41 (10): 868-876.

23. ANSELL S M, LESOKHIN A M, BORRELLO I, et al. PD-1 blockade with nivolumab in relapsed or refractory Hodgkin's lymphoma. N Engl J Med, 2015, 372 (4): 311-319.

24. TAUBE J M, KLEIN A, BRAHMER J R, et al. Association of PD-1, PD-1 ligands, and other features of the tumor immune microenvironment with response to anti-PD-1 therapy. Clin Cancer Res, 2014, 20 (19): 5064-5074.

25. WEBER J S, D'ANGELO S P, MINOR D, et al. Nivolumab versus

chemotherapy in patients with advanced melanoma who progressed after anti-CTLA-4 treatment (CheckMate 037): a randomised, controlled, open-label, phase 3 trial. Lancet Oncol, 2015, 16 (4): 375-384.

26. TOPALIAN S L, HODI F S, BRAHMER J R, et al. Safety, activity, and immune correlates of anti-PD-1 antibody in cancer. N Engl J Med, 2012, 366 (26): 2443-2454.

27. RIBAS A, PUZANOV I, DUMMER R, et al. Pembrolizumab versus investigator-choice chemotherapy for ipilimumab-refractory melanoma (KEYNOTE-002): a randomised, controlled, phase 2 trial. Lancet Oncol, 2015, 16 (8): 908-918.

28. CARBOGNIN L, PILOTTO S, MILELLA M, et al. Differential Activity of Nivolumab, Pembrolizumab and MPDL3280A according to the Tumor Expression of Programmed Death-Ligand-1 (PD-L1): Sensitivity Analysis of Trials in Melanoma, Lung and Genitourinary Cancers. PLoS One, 2015, 10 (6): e0130142.

29. JUNEJA V R, MCGUIRE K A, MANGUSO R T, et al. PD-L1 on tumor cells is sufficient for immune evasion in immunogenic tumors and inhibits CD8 T cell cytotoxicity. J Exp Med, 2017, 214 (4): 895-904.

30. LAU J, CHEUNG J, NAVARRO A, et al. Tumour and host cell PD-L1 is required to mediate suppression of anti-tumour immunity in mice. Nat Commun, 2017, 8: 14572.

31. POWLES T, EDER J P, FINE G D, et al. MPDL3280A (anti-PD-L1) treatment leads to clinical activity in metastatic bladder cancer. Nature, 2014, 515

（7528）：558-562.

32. LLOSA N J, CRUISE M, TAM A, et al. The vigorous immune microenvironment of microsatellite instable colon cancer is balanced by multiple counter-inhibitory checkpoints. Cancer Discov, 2015, 5 (1)：43-51.

33. HERBST R S, SORIA J C, KOWANETZ M, et al. Predictive correlates of response to the anti-PD-L1 antibody MPDL3280A in cancer patients. Nature, 2014, 515 (7528)：563-567.

34. TAUBE J M, ANDERS R A, YOUNG G D, et al. Colocalization of inflammatory response with B7-h1 expression in human melanocytic lesions supports an adaptive resistance mechanism of immune escape. Sci Transl Med, 2012, 4 (127)：127ra37.

35. GATALICA Z, SNYDER C, MANEY T, et al. Programmed cell death 1 (PD-1) and its ligand (PD-L1) in common cancers and their correlation with molecular cancer type. Cancer Epidemiol Biomarkers Prev, 2014, 23 (12)：2965-2970.

36. GAINOR J F, SHAW A T, SEQUIST L V, et al. EGFR Mutations and ALK Rearrangements Are Associated with Low Response Rates to PD-1 Pathway Blockade in Non-Small Cell Lung Cancer：A Retrospective Analysis. Clin Cancer Res, 2016, 22 (18)：4585-4593.

37. MADORE J, VILAIN R E, MENZIES A M, et al. PD-L1 expression in melanoma shows marked heterogeneity within and between patients：implications for anti-PD-1/PD-L1 clinical trials. Pigment Cell Melanoma Res, 2015, 28 (3)：245-253.

38. CALLEA M, ALBIGES L, GUPTA M, et al. Differential Expression of PD-L1 between Primary and Metastatic Sites in Clear-Cell Renal Cell Carcinoma. Cancer Immunol Res, 2015, 3 (10): 1158-1164.

39. KIM S, KOH J, KWON D, et al. Comparative analysis of PD-L1 expression between primary and metastatic pulmonary adenocarcinomas. Eur J Cancer, 2017, 75: 141-149.

40. DONG H, ZHU G, TAMADA K, et al. B7-H1, a third member of the B7 family, co-stimulates T-cell proliferation and interleukin-10 secretion. Nat Med, 1999, 5 (12): 1365-1369.

41. PATEL S P, KURZROCK R. PD-L1 Expression as a Predictive Biomarker in Cancer Immunotherapy. Mol Cancer Ther, 2015, 14 (4): 847-856.

42. MCLAUGHLIN J, HAN G, SCHALPER K A, et al. Quantitative Assessment of the Heterogeneity of PD-L1 Expression in Non-Small-Cell Lung Cancer. JAMA Oncol, 2016, 2 (1): 46-54.

43. SHEFFIELD B S, FULTON R, KALLOGER S E, et al. Investigation of PD-L1 Biomarker Testing Methods for PD-1 Axis Inhibition in Non-squamous Non-small Cell Lung Cancer. J Histochem Cytochem, 2016, 64 (10): 587-600.

44. SUNSHINE J C, NGUYEN P L, KAUNITZ G J, et al. PD-L1 Expression in Melanoma: A Quantitative Immunohistochemical Antibody Comparison. Clin Cancer Res, 2017, 23 (16): 4938-4944.

45. PHILLIPS T, SIMMONS P, INZUNZA H D, et al. Development of an automated PD-L1 immunohistochemistry (IHC) assay for non-small cell lung cancer.

Appl Immunohistochem Mol Morphol, 2015, 23 (8): 541-549.

46. COOPER W A, RUSSELL P A, CHERIAN M, et al. Intra- and Interobserver Reproducibility Assessment of PD-L1 Biomarker in Non-Small Cell Lung Cancer. Clin Cancer Res, 2017, 23 (16): 4569-4577.

47. WEBER J S, KUDCHADKAR R R, YU B, et al. Safety, efficacy, and biomarkers of nivolumab with vaccine in ipilimumab-refractory or -naive melanoma. J Clin Oncol, 2013, 31 (34): 4311-4318.

48. GARON E B, RIZVI N A, HUI R, et al. Pembrolizumab for the treatment of non-small-cell lung cancer. N Engl J Med, 2015, 372 (21): 2018-2028.

49. TANG H, WANG Y, CHLEWICKI L K, et al. Facilitating T Cell Infiltration in Tumor Microenvironment Overcomes Resistance to PD-L1 Blockade. Cancer Cell, 2016, 29 (3): 285-296.

50. TUMEH P C, HARVIEW C L, YEARLEY J H, et al. PD-1 blockade induces responses by inhibiting adaptive immune resistance. Nature, 2014, 515 (7528): 568-571.

51. HUANG A C, POSTOW M A, ORLOWSKI R J, et al. T-cell invigoration to tumour burden ratio associated with anti-PD-1 response. Nature, 2017, 545 (7652): 60-65.

52. WANG Z, DUAN J, CAI S, et al. Assessment of Blood Tumor Mutational Burden as a Potential Biomarker for Immunotherapy in Patients With Non-Small Cell Lung Cancer With Use of a Next-Generation Sequencing Cancer Gene Panel. JAMA Oncol, 2019, 5 (5): 696-702.

53. GIBBONS R M, LIU X, PULKO V, et al. B7-H1 limits the entry of effector CD8 (+) T cells to the memory pool by upregulating Bim. Oncoimmunology, 2012, 1 (7): 1061-1073.

54. DRONCA R S, LIU X, HARRINGTON S M, et al. T cell Bim levels reflect responses to anti-PD-1 cancer therapy. JCI Insight, 2016, 1 (6): e86014.

55. MCNAMARA M J, HILGART-MARTISZUS I, BARRAGAN ECHENIQUE D M, et al. Interferon-γ Production by Peripheral Lymphocytes Predicts Survival of Tumor-Bearing Mice Receiving Dual PD-1/CTLA-4 Blockade. Cancer Immunol Res, 2016, 4 (8): 650-657.

56. RIBAS A, ROBERT C, HODI F S, et al. Association of response to programmed death receptor 1 (PD-1) blockade with pembrolizumab (MK-3475) with an interferon-inflammatory immune gene signature. Journal of Clinical Oncology, 2015, 33 (2): 141-147.

57. SMITHY J W, MOORE L M, PELEKANOU V, et al. Nuclear IRF-1 expression as a mechanism to assess "Capability" to express PD-L1 and response to PD-1 therapy in metastatic melanoma. J Immunother Cancer, 2017, 5: 25.

58. INOUE Y, YOSHIMURA K, MORI K, et al. Clinical significance of PD-L1 and PD-L2 copy number gains in non-small-cell lung cancer. Oncotarget, 2016, 7 (22): 32113-32128.

59. BUDCZIES J, MECHTERSHEIMER G, DENKERT C, et al. PD-L1 (CD274) copy number gain, expression, and immune cell infiltration as candidate predictors for response to immune checkpoint inhibitors in soft-tissue sarcoma. Oncoimmunology,

2017, 6 (3)：e1279777.

60. STRAUB M, DRECOLL E, PFARR N, et al. CD274/PD-L1 gene amplification and PD-L1 protein expression are common events in squamous cell carcinoma of the oral cavity. Oncotarget, 2016, 7 (11)：12024-12034.

61. KAPTAIN S, TAN L K, CHEN B. Her-2/neu and breast cancer. Diagn Mol Pathol, 2001, 10 (3)：139-152.

62. BANG Y J, VAN CUTSEM E, FEYEREISLOVA A, et al. Trastuzumab in combination with chemotherapy versus chemotherapy alone for treatment of HER2-positive advanced gastric or gastro-oesophageal junction cancer (ToGA)：a phase 3, open-label, randomised controlled trial. Lancet, 2010, 376 (9742)：687-697.

63. VAN ALLEN E M, GOLAY H G, LIU Y, et al. Long-term Benefit of PD-L1 Blockade in Lung Cancer Associated with JAK3 Activation. Cancer Immunol Res, 2015, 3 (8)：855-863.

64. LEE C K, MAN J, LORD S, et al. Checkpoint Inhibitors in Metastatic EGFR-Mutated Non-Small Cell Lung Cancer-A Meta-Analysis. J Thorac Oncol, 2017, 12 (2)：403-407.

65. ANAGNOSTOU V, SMITH K N, FORDE P M, et al. Evolution of Neoantigen Landscape during Immune Checkpoint Blockade in Non-Small Cell Lung Cancer. Cancer Discov, 2017, 7 (3)：264-276.

66. MCGRANAHAN N, FURNESS A J, ROSENTHAL R, et al. Clonal neoantigens elicit T cell immunoreactivity and sensitivity to immune checkpoint blockade. Science, 2016, 351 (6280)：1463-1469.

67. DAVOLI T, UNO H, WOOTEN E C, et al. Tumor aneuploidy correlates with markers of immune evasion and with reduced response to immunotherapy. Science, 2017, 355 (6322): eaaf8399.

68. LEE V, MURPHY A, LE D T, et al. Mismatch Repair Deficiency and Response to Immune Checkpoint Blockade. Oncologist, 2016, 21 (10): 1200-1211.

69. KOOPMAN M, KORTMAN G A, MEKENKAMP L, et al. Deficient mismatch repair system in patients with sporadic advanced colorectal cancer. Br J Cancer, 2009, 100 (2): 266-273.

70. GOLDSTEIN J, TRAN B, ENSOR J, et al. Multicenter retrospective analysis of metastatic colorectal cancer (CRC) with high-level microsatellite instability (MSI-H). Ann Oncol, 2014, 25 (5): 1032-1038.

71. LE D T, URAM J N, WANG H, et al. PD-1 Blockade in Tumors with Mismatch-Repair Deficiency. N Engl J Med, 2015, 372 (26): 2509-2520.

72. CASTRO M P, GOLDSTEIN N. Mismatch repair deficiency associated with complete remission to combination programmed cell death ligand immune therapy in a patient with sporadic urothelial carcinoma: immunotheranostic considerations. J Immunother Cancer, 2015, 3: 58.

73. TIMMERMANN B, KERICK M, ROEHR C, et al. Somatic mutation profiles of MSI and MSS colorectal cancer identified by whole exome next generation sequencing and bioinformatics analysis. PLoS One, 2010, 5 (12): e15661.

74. DOLCETTI R, VIEL A, DOGLIONI C, et al. High prevalence of activated intraepithelial cytotoxic T lymphocytes and increased neoplastic cell apoptosis in

colorectal carcinomas with microsatellite instability. Am J Pathol, 1999, 154 (6)：1805-1813.

75. SMYRK T C, WATSON P, KAUL K, et al. Tumor-infiltrating lymphocytes are a marker for microsatellite instability in colorectal carcinoma. Cancer, 2001, 91 (12): 2417-2422.

76. OVERMAN M J, LONARDI S, WONG K Y M, et al. Durable Clinical Benefit With Nivolumab Plus Ipilimumab in DNA Mismatch Repair-Deficient/Microsatellite Instability-High Metastatic Colorectal Cancer. J Clin Oncol, 2018, 36 (8): 773-779.

77. WANG F, ZHAO Q, WANG Y N, et al. Evaluation of POLE and POLD1 Mutations as Biomarkers for Immunotherapy Outcomes Across Multiple Cancer Types. JAMA Oncol, 2019, 5 (10)：1504-1506.

78. WANG Z, ZHAO J, WANG G, et al. Comutations in DNA Damage Response Pathways Serve as Potential Biomarkers for Immune Checkpoint Blockade. Cancer Res, 2018, 78 (22)：6486-6496.

79. WATSON I R, TAKAHASHI K, FUTREAL P A, et al. Emerging patterns of somatic mutations in cancer. Nat Rev Genet, 2013, 14 (10)：703-718.

80. YADAV M, JHUNJHUNWALA S, PHUNG Q T, et al. Predicting immunogenic tumour mutations by combining mass spectrometry and exome sequencing. Nature, 2014, 515 (7528)：572-576.

81. RIZVI N A, HELLMANN M D, SNYDER A, et al. Cancer immunology. Mutational landscape determines sensitivity to PD-1 blockade in non-small cell lung

cancer. Science, 2015, 348 (6230): 124-128.

82. GUBIN M M, ZHANG X, SCHUSTER H, et al. Checkpoint blockade cancer immunotherapy targets tumour-specific mutant antigens. Nature, 2014, 515 (7528): 577-581.

83. DAVAR D, SOCINSKI M A, DACIC S, et al. Near complete response after single dose of nivolumab in patient with advanced heavily pre-treated KRAS mutant pulmonary adenocarcinoma. Exp Hematol Oncol, 2015, 4: 34.

84. DONG Z Y, ZHONG W Z, ZHANG X C, et al. Potential Predictive Value of TP53 and KRAS Mutation Status for Response to PD-1 Blockade Immunotherapy in Lung Adenocarcinoma. Clin Cancer Res, 2017, 23 (12): 3012-3024.

85. VAN ALLEN E M, MIAO D, SCHILLING B, et al. Genomic correlates of response to CTLA-4 blockade in metastatic melanoma. Science, 2015, 350 (6257): 207-211.

86. QUEIROLO P, DOZIN B, MORABITO A, et al. Association of CTLA-4 Gene Variants with Response to Therapy and Long-term Survival in Metastatic Melanoma Patients Treated with Ipilimumab: An Italian Melanoma Intergroup Study. Front Immunol, 2017, 8: 386.

87. SNYDER A, MAKAROV V, MERGHOUB T, et al. Genetic basis for clinical response to CTLA-4 blockade in melanoma. N Engl J Med, 2014, 371 (23): 2189-2199.

88. SIVAN A, CORRALES L, HUBERT N, et al. Commensal Bifidobacterium promotes antitumor immunity and facilitates anti-PD-L1 efficacy. Science, 2015,

350 (6264)：1084-1089.

89. CHAPUT N, LEPAGE P, COUTZAC C, et al. Baseline gut microbiota predicts clinical response and colitis in metastatic melanoma patients treated with ipilimumab. Ann Oncol, 2017, 28 (6)：1368-1379.

90. WEIDE B, MARTENS A, HASSEL J C, et al. Baseline Biomarkers for Outcome of Melanoma Patients Treated with Pembrolizumab. Clin Cancer Res, 2016, 22 (22)：5487-5496.

91. NOSRATI A, TSAI K K, GOLDINGER S M, et al. Evaluation of clinicopathological factors in PD-1 response: derivation and validation of a prediction scale for response to PD-1 monotherapy. Br J Cancer, 2017, 116 (9)：1141-1147.

92. CHO S Y, LIPSON E J, IM H J, et al. Prediction of Response to Immune Checkpoint Inhibitor Therapy Using Early-Time-Point 18F-FDG PET/CT Imaging in Patients with Advanced Melanoma. J Nucl Med, 2017, 58 (9)：1421-1428.

93. NATARAJAN A, MAYER A T, XU L, et al. Novel Radiotracer for ImmunoPET Imaging of PD-1 Checkpoint Expression on Tumor Infiltrating Lymphocytes. Bioconjug Chem, 2015, 26 (10)：2062-2069.

94. CHATTERJEE S, LESNIAK W G, GABRIELSON M, et al. A humanized antibody for imaging immune checkpoint ligand PD-L1 expression in tumors. Oncotarget, 2016, 7 (9)：10215-10227.

95. MAUTE R L, GORDON S R, MAYER A T, et al. Engineering high-affinity PD-1 variants for optimized immunotherapy and immuno-PET imaging. Proc Natl Acad Sci U S A, 2015, 112 (47)：E6506-E6514.

96. ROSENBERG J E, HOFFMAN-CENSITS J, POWLES T, et al. Atezolizumab in patients with locally advanced and metastatic urothelial carcinoma who have progressed following treatment with platinum-based chemotherapy: a single-arm, multicentre, phase 2 trial. Lancet, 2016, 387 (10031): 1909-1920.

97. HELLMANN M D, CALLAHAN M K, AWAD M M, et al. Tumor Mutational Burden and Efficacy of Nivolumab Monotherapy and in Combination with Ipilimumab in Small-Cell Lung Cancer. Cancer Cell, 2018, 33 (5): 853-861, e4.

98. HELLMANN M D, NATHANSON T, RIZVI H, et al. Genomic Features of Response to Combination Immunotherapy in Patients with Advanced Non-Small-Cell Lung Cancer. Cancer Cell, 2018, 33 (5): 843-852, e4.

99. HELLMANN M D, CIULEANU T E, PLUZANSKI A, et al. Nivolumab plus Ipilimumab in Lung Cancer with a High Tumor Mutational Burden. N Engl J Med, 2018, 378 (22): 2093-2104.

100. SINGAL G, MILLER P G, AGARWALA V, et al. Association of Patient Characteristics and Tumor Genomics With Clinical Outcomes Among Patients With Non-Small Cell Lung Cancer Using a Clinicogenomic Database. JAMA, 2019, 321 (14): 1391-1399.

101. GOODMAN A M, KATO S, BAZHENOVA L, et al. Tumor Mutational Burden as an Independent Predictor of Response to Immunotherapy in Diverse Cancers. Mol Cancer Ther, 2017, 16 (11): 2598-2608.

102. HANNA G J, LIZOTTE P, CAVANAUGH M, et al. Frameshift events predict anti-PD-1/L1 response in head and neck cancer. JCI Insight, 2018, 3 (4):

e98811.

103. YARCHOAN M, HOPKINS A, JAFFEE E M. Tumor Mutational Burden and Response Rate to PD-1 Inhibition. N Engl J Med, 2017, 377 (25): 2500-2501.

104. MIAO D, MARGOLIS C A, GAO W, et al. Genomic correlates of response to immune checkpoint therapies in clear cell renal cell carcinoma. Science, 2018, 359 (6377): 801-806.

105. RIAZ N, HAVEL J J, MAKAROV V, et al. Tumor and Microenvironment Evolution during Immunotherapy with Nivolumab. Cell, 2017, 171 (4): 934-949, e16.

106. FUCHS C S, ÖZGÜROĞLU M, BANG Y-J, et al.The association of molecular biomarkers with efficacy of pembrolizumab versus paclitaxel in patients with gastric cancer (GC) from KEYNOTE-061.Journal of Clinical Oncology, 2020, 38 (15 suppl): 4512.

107. SHITARA K, ÖZGÜROĞLU M, BANG Y-J, et al. The association of tissue tumor mutational burden (tTMB) using the Foundation Medicine genomic platform with efficacy of pembrolizumab versus paclitaxel in patients (pts) with gastric cancer (GC) from KEYNOTE-061.American Society of Clinical Oncology, 2020.

108. LI W, MATAKIDOU A, GHAZOUI Z, et al. Molecular biomarkers to identify patients (pts) who may benefit from durvalumab (D; anti-PD-L1) ±tremelimumab (T; anti-CTLA-4) in recurrent/metastatic head and neck squamous cell carcinoma (R/M HNSCC) from HAWK and CONDOR studies.American Society of Clinical Oncology, 2020.

109. LI W，WILDSMITH S，YE J，et al. Plasma-based tumor mutational burden （bTMB） as predictor for survival in phase Ⅲ EAGLE study：Durvalumab （D） ±tremelimumab （T） versus chemotherapy （CT） in recurrent/metastatic head and neck squamous cell carcinoma （R/M HNSCC） after platinum failure.American Society of Clinical Oncology，2020.

110. KAWAZOE A，YAMAMOTO N，KOTANI D，et al. TAS-116，an oral HSP90 inhibitor，in combination with nivolumab in patients with colorectal cancer and other solid tumors：An open-label，dose-finding，and expansion phase Ib trial （EPOC1704） .American Society of Clinical Oncology，2020.

111. KOWANETZ M ，ZOU W，SHAMES D，et al. OA20.01 Tumor Mutation Burden （TMB） is Associated with Improved Efficacy of Atezolizumab in 1L and 2L$^+$ NSCLC Patients. Journal of Thoracic Oncology，2017，12 （1） ：S321-S322.

112. BALAR A V，GALSKY M D，ROSENBERG J E，et al. Atezolizumab as first-line treatment in cisplatin-ineligible patients with locally advanced and metastatic urothelial carcinoma：a single-arm，multicentre，phase 2 trial. Lancet，2017， 389 （10064） ：67-76.

113. SAMSTEIN R M，LEE C H，SHOUSHTARI A N，et al. Tumor mutational load predicts survival after immunotherapy across multiple cancer types. Nat Genet， 2019，51 （2） ：202-206.

114. JOHNSON D B，FRAMPTON G M，RIOTH M J，et al. Targeted Next Generation Sequencing Identifies Markers of Response to PD-1 Blockade. Cancer Immunol Res，2016，4 （11） ：959-967.

115. RAMALINGAM S S，HELLMANN M D，AWAD M M，et al. Tumor mutational burden （TMB） as a biomarker for clinical benefit from dual immune checkpoint blockade with nivolumab （nivo） ＋ipilimumab （ipi） in first-line （1L） non-small cell lung cancer （NSCLC）：identification of TMB cutoff from CheckMate 568[abstract CT078]. Cancer Res，2018，78 （13 suppl）：ct078.

（邢力刚，孟祥姣，蒋力扬 整理）

放射免疫不良反应

10. 放射 - 免疫相关不良反应发生机制

放射 - 免疫相关的正常组织损伤是限制其临床应用的重要因素，其发生机制目前尚无明确定论，现有的研究结果认为与机体和局部组织免疫耐受及自身免疫活化的稳态破坏有关。

放射治疗通过电离辐射直接作用于肿瘤细胞及正常组织细胞，引起 DNA 分子链断裂；使水分子电离，产生氧化自由基，间接作用于 DNA 分子链，导致细胞凋亡、坏死等；进一步诱发内源性危险信号即损伤相关分子模式的释放，从而激活免疫系统释放细胞因子，促进抗原递呈及损伤组织周围免疫细胞的浸润。研究发现，电离辐射可以调节循环中的效应 T 细胞、调节 T 细胞、髓系抑制性细胞等，并可以上调 MHC 分子的表达，增强抗原递呈，活化免疫原性反应，诱发局部组织的急慢性炎症反应。临床前研究也证实了 TGF 是放射治疗后炎症反应和组织重塑的重要驱动因素，成纤维细胞生长因子（fibroblast growth factors, FGFs）、IL-1、IL-6 和 TNF 等多种生长因子和细胞因子也参与其中。急性不良反应是急性炎症反应介导的免疫细胞浸润、血管通透性增加及组织充血水肿等，从而引起黏膜炎、肺炎等不良反应；慢性不良反应是慢性炎症相关的成纤维细胞增殖，巨噬细胞迁移和胶原沉积引起的，从而引发组织挛缩、新生血管生成和继发恶性肿瘤。

ICI 通过降低免疫活化的阈值来活化自身免疫，免疫治疗的加入不仅可以强化局部抗肿瘤的免疫反应，也会通过分泌高水平的细胞因子，增加抗体释放，促进免疫细胞活化及局部组织浸润，并破坏髓系抑制细胞和调节性 T 细胞等免疫抑制细胞的功能，从而放大正常组织的急慢性炎症反应，参与放射 - 免疫不良反应的发生。此外，ICI 相关不良反应也与肿瘤细胞和受累正常组织器官（如心肌、甲状腺等）的共有抗原有关，研究发现，在接受免疫治疗患者的外周血中发现了相似的 T 细胞克隆，这意味着任何具有相似抗原的器官都可能会受到循环中的抗原特异性 T 细胞的攻击，产生相应的炎症反应。局部组织的放疗通过杀伤肿瘤细胞，释放特异性抗原，可以活化更多的抗原特异性 T 细胞，进一步加重放射 - 免疫相关不良反应。

鉴于 CTLA-4 和 PD-1 调节抗肿瘤免疫应答的不同阶段，CTLA-4 或 PD-1-PD-L1 轴的 ICI 作用机制和不良反应也存在差异。T 细胞表面的 CTLA-4 竞争结合抗原递呈细胞表面的 CD28，进而抑制 CD4$^+$ 和 CD8$^+$T 细胞的早期激活，强化 Treg 细胞的免疫抑制功能。CTLA-4 抑制剂通过阻断 CTLA-4 轴诱导 T 细胞激活发挥抗肿瘤作用，同时也会破坏免疫稳态，导致甲状腺炎、心肌炎等一系列自身免疫性疾病的发生。肿瘤细胞 PD-L1 表达上调，与活化的 T 细胞表面 PD-1 结合，抑制 T 细胞作用。PD-1/PD-L1 抑制剂通过阻断 PD-1-PD-L1 轴调节免疫反应，增加抗体的释放发挥抗肿瘤作用，同时自身免疫性抗体的释放增加也会诱发自身免疫性肺炎、结肠炎等相关不良反应。放射治疗诱导肿瘤组织的应激、损伤和细胞死亡，导致 DAMP、细胞因子和趋化因子的释放，招募免疫细胞。电离辐射诱导的肿瘤细胞死亡也会导致肿瘤抗原的释放，从而激活树突状细胞递呈抗原，诱导 T 细胞介导的肿瘤杀伤，称为"原位免疫"。放疗与 ICI 的联合治疗存在协同抗肿瘤作用，同时也增加了协同毒性效应的潜在风险（图 3）。

总之，放射 - 免疫相关不良反应的发生机制尚不明确，这将是限制放射 - 免疫在肿瘤患者中应用的重要因素，未来仍需进一步探索用以指导放射 - 免疫的临床应用，预防和管理相关不良反应。

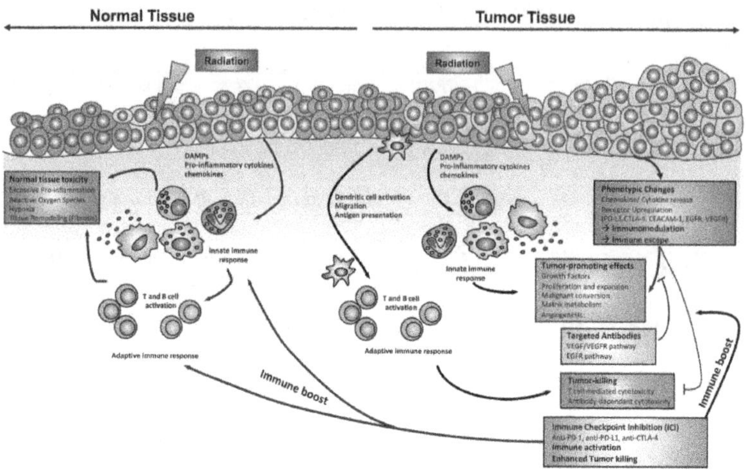

图片来源：WIRSDÖRFER F, DE LEVE S, JENDROSSEK V. Combining Radiotherapy and Immunotherapy in Lung Cancer：Can We Expect Limitations Due to Altered Normal Tissue Toxicity？ Int J Mol Sci, 2018, 20（1）：24.

图 3　ICI 和放射治疗干预机制（彩图见彩插 3）

11. 放射 - 免疫不良反应发生率及毒性谱

　　放射 - 免疫相关不良反应的特点之一是范围广泛，涉及全身多系统及器官脏器，包括呼吸系统、消化系统、内分泌系统、神经系统等，且不同瘤种及应用不同 ICI 的不良反应毒性谱及发生率也有所不同。放射 - 免疫相关不良反应具有迟发性和持续性的特点，早发者一般可在治疗后 2 周内出现，迟发者可能在 3 ～ 4 个月后出现；持续性表现为终止治疗后，不良反应仍可持续存在，与免疫治疗的"拖尾效应"密切相关。总体来说，放射 - 免疫相关不良反应的发生率在可耐受范围内，SHA C M 等研究者纳入 51 项研究共 15398 例患者进行 meta 分析，对比放射 - 免疫治疗与单纯免疫治疗的不良反应发生率，其中包括 16 项放射 - 免疫研究共 1442 例患者，研究结果显示，放射 - 免疫相关不良反应较单纯免疫组并没有显著差异，3 ～ 4 级不良反应发生率分别为（16.3% vs. 22.3%），5 级不良反应发生率分别为（1.1% vs. 1.9%）。

（1）放射 - 免疫相关肺炎

放射 - 免疫相关性肺炎是最常见的不良反应之一，易感因素包括高龄，吸烟，肺手术史，肺内基础疾病（如间质性肺病、哮喘、慢性阻塞性肺疾病）等。放射免疫相关肺炎通常缺乏特异的临床症状，轻者可无明显临床症状或表现为轻度咳嗽、咳痰，查体可无明显阳性体征，重者表现为胸闷、喘憋、呼吸困难、低氧甚至诱发呼吸衰竭，听诊可闻及肺内啰音。因此，放射 - 免疫相关肺炎的早诊早治尤为重要，一旦怀疑肺炎的发生，可行胸部 CT 扫描以明确诊断，典型的 CT 征象为磨玻璃影至大片实变影，部分可有网格状影。

现有的临床试验结果提示胸部放疗联合免疫治疗可能会增加肺炎的发生风险，但并不会显著增加 3 级及以上重症肺炎的发生率。KEYNOTE-001 是评估帕博利珠单抗治疗进展性转移性 NSCLC 的安全性和有效性的 I 期临床试验，对 97 例接受帕博利珠单抗的患者数据进行二次分析发现，24 例患者在帕博利珠单抗治疗前接受过胸部放疗，其治疗相关肺部毒性反应的发生率显著高于未接受胸部放疗的患者（13% vs. 1%，$P=0.046$），包括呼吸困难、咳嗽、肺炎和呼吸衰竭，而在 3 级及以上不良反应发生率方面并没有显著差异（4% vs. 1%，$P=0.44$）。PACIFIC 是一项评估度伐利尤单抗巩固治疗在接受根治性放化疗的 NSCLC 患者中的疗效及安全性的研究，结果显示，度伐利尤单抗巩固治疗组患者的所有级别肺炎发生率高于单纯放疗组（33.9% vs. 24.8%，$P=0.046$），而两组患者 3 ~ 4 级肺炎的发生率相似（3.4% vs. 2.6%）。研究者根据免疫放疗应用时机进行亚组分析提示，放疗与免疫治疗间隔时间小于 14 天的患者，肺炎的发生率高于对照组（39.2% vs. 16.7%），提示放射 - 免疫的同步应用可能会增加放射 - 免疫肺炎的发生风险。LUN 14-179 是一项评估帕博利珠单抗巩固治疗在接受根治性放化疗的 NSCLC 患者中的疗效及安全性的 Ⅱ 期临床研究，其中 3 ~ 4 级肺炎的发生率为 5.4%。在 PEMBRO-RT 的 Ⅱ 期临床试验中，92 例患者被随机分成两组，分别接受 SBRT 联合帕博利珠单抗和单药帕博利珠单抗治疗，联合治疗组患者肺炎的发生率显著高于对照组（26% vs. 8%）。

山东省肿瘤医院李步托等对 11 项 NSCLC 胸部放疗联合免疫治疗的前瞻性临床试验进行了荟萃分析，共纳入 1113 例患者，结果发现：所有级别肺炎的发生率为 23%，3 级以上肺炎的发生率为 3.8%，其中 0.6% 的患者死于肺炎。且亚组分析发现，

同步或续贯放疗肺炎发生率无显著性差异（25.8% vs. 21.3%，
P=0.66），该项研究也进一步验证了放射免疫治疗的安全性数
据。然而需要注意的是，真实世界研究中放射 - 免疫相关肺炎
的发生率高于临床研究的数据。THOMAS T 等研究者回顾性分
析了 123 例接受与 PACIFIC 研究相同治疗模式的度伐利尤单抗
巩固治疗的局部晚期 NSCLC 患者，其中无症状肺炎的发生率为
39.8%，3 级及以上有症状肺炎的发生率为 13.1%，高于 PACIFIC
研究肺炎的发生风险。一项回顾性真实世界研究（HOPE-005/
CRIMSON）纳入 17 个中心的 204 例接受度伐利尤单抗巩固治疗
的局部晚期 NSCLC 患者，其中超过 80% 的患者在度伐利尤单抗
巩固治疗中发生肺炎，3 级及以上肺炎发生率为 6.6%，1.5% 的
患者发生致死性肺炎。由此可见，真实世界的放射免疫相关肺炎
发生高于临床试验的数据，这也提示真实世界中需要严格选择放
射 - 免疫治疗人群，严密观察不良反应的发生并及时处理。

此外，ICI 诱发的放射相关回忆性肺炎也需要警惕，这是指
先前接受过照射的肺组织，在接受 ICI 治疗后发生的放射相关性
肺炎。SHIBAKI 等研究者报道了 2 例放射相关回忆性肺炎的病
例，分别在放疗结束 660 天和 664 天接受纳武利尤单抗治疗后诱
发肺炎。MCCUSKER 等研究者报道了 1 例恶性胸膜间皮瘤的患
者在完成质子治疗 7 个月后接受纳武利尤单抗治疗诱发了危及
生命的放射相关回忆性肺炎。山东省肿瘤医院陈瑜等报道了 1

例 NSCLC 患者在胸部放疗 2 年后应用 PD-1 抑制剂后出现的回忆性肺炎病例，停用免疫治疗并应用糖皮质激素治疗后，患者症状和影像学表现明显改善。因此，在有放疗史的患者中，尤其是既往接受胸部放疗的患者，即使间隔时间较长，接受免疫治疗时仍需警惕放射 – 免疫相关肺炎的发生。目前放射相关回忆性肺炎的发生机制及危险因素尚无定论，山东省肿瘤医院滕菲菲等通过全面的文献回顾提出，回忆性肺炎的发生是免疫检查点抑制剂在先前照射过的区域引起的炎症反应，机制涉及复杂的浸润淋巴细胞和细胞因子（图 4）。其中肿瘤体积大、卡氏（KPS）评分低、间质性肺病病史的老年患者，应慎防回忆性肺炎的发生，而且放射治疗剂量、放射治疗野和分割模式也是需要重点关注的因素之一。所有的回忆性肺炎的患者均对免疫抑制剂表现出持久反应，管理和治疗策略也与常规放射 – 免疫相关肺炎类似。

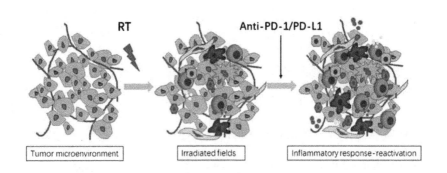

图片来源：TENG F，LI M，YU J. Radiation recall pneumonitis induced by PD-1/PD-L1 blockades：mechanisms and therapeutic implications. BMC Med，2020，18（1）：275.

图 4　由免疫检查点抑制剂触发的放射相关回忆性肺炎的免疫机制（彩图见彩插 4）

（2）放射 - 免疫相关神经系统不良反应

放射治疗是治疗肿瘤脑转移的有效手段，如全脑放疗和立体定向放疗，与 ICI 联合应用可以为脑转移肿瘤患者带来生存获益，但放疗与免疫协同作用带来的相关神经系统不良反应也不容忽视。一项 meta 分析纳入了 33 项研究共 1520 例接受放疗联合免疫治疗的脑转移的实体瘤患者，包括恶性黑色素瘤、NSCLC和肾癌患者等，其中 22 项研究分析了相关不良反应，最常见的不良反应包括认知改变（5% ~ 41%）、脑出血（18% ~ 28%）、放射性脑坏死（1% ~ 27.6%）、头痛（4% ~ 26%）和共济失调（4.2%）。

现有的研究对放射 - 免疫是否会显著增加神经系统不良反应并没有明确定论，研究者描述联合治疗的毒性时，通常以脑坏死和颅内出血作为观察对象。PIN Y 等研究者的 meta 分析研究结果提示，放疗联合免疫对比单纯放疗并不会显著增加放射性脑坏死（0，20.9% vs. 0，33.3%）和颅内出血（0.83，30% vs. 0，28%）的发生率。DIAO 等回顾性分析了 72 例接受颅内立体定向放射治疗（stereotatic radio therapy，SRT）± 伊匹木单抗治疗的恶性黑色素瘤的患者数据，病理学证实的治疗相关脑坏死的发生率并没有显著差异（2.3% vs. 0%，$P=0.22$）。WILLIAMS 等研究者的一项 I 期临床试验用于确定伊匹木单抗联合全脑放疗（whole brain radio therapy，WBRT）或 SRT 的最大耐受剂量和安全性，尽管研究中纳入的患者数据较少，共 16 例，但仍可以观察到联合治疗的耐受性良好，共观察到 21 例 1 ～ 2 级神经系统不良反应，最常见的是头痛（38%）、亚临床颅内出血（25%）、恶心和（或）呕吐（19%），没有患者出现 4 ～ 5 级神经系统不良反应或治疗相关性脑坏死。

但也有一些研究结果提示放射 – 免疫增加了神经系统不良反应的发生率，COLACO R J 等研究者回顾性分析了 180 例接受 SRT 联合全身治疗（化疗、靶向治疗、免疫治疗）的脑转移患者，其中 SRT 联合免疫治疗者的治疗相关脑坏死的发生率高于联合化疗或靶向治疗的患者（37.5% vs. 25% vs. 16.9%），同时出现治疗相关脑坏死的患者其总生存期显著延长（23.7 个月 vs. 9.9 个月）。KAIDAR-PERSON 等研究者对 58 例接受颅内 SRT 的恶性黑色素瘤脑转移患者进行了回顾性分析，其中 29 例联合免疫治疗患者的治疗相关脑坏死的发生率显著增高（28% vs. 0，$P=0.005$）。MARTIN 等研究者回顾性分析了 480 例恶性黑色素瘤、NSCLC 及肾细胞癌脑转移患者的数据，接受 SRT 联合免疫治疗的患者症状性治疗相关脑坏死的发生率高于单纯 SRT 组（20% vs. 0.7%，$P < 0.001$）。

因此，目前关于放射 – 免疫相关神经系统不良反应的研究结论尚不统一，可能与纳入的研究队列太小且多为回顾性研究，混杂因素较多等原因有关。此外，某些研究中的随访时间（仅为

6 ～ 7 个月）短于其他研究（12 ～ 25 个月），治疗相关性脑坏死发生的中位时间是 8 ～ 11 个月，随访时间较短可能会错误地丢失一部分潜在的脑坏死患者。放射－免疫相关的中枢神经系统不良反应的发生风险，仍需更多的前瞻性随机对照研究进一步明确。

（3）其他放射－免疫相关不良反应

除了放射－免疫相关性肺炎和神经系统不良反应外，放射－免疫相关常见的不良反应还包括皮疹、腹泻、结肠炎、肝肾功能损伤等，涉及多器官和脏器。BARKER 等回顾性分析了 29 例接受伊匹木单抗联合颅外放疗治疗不可切除Ⅲ～Ⅳ期恶性黑色素瘤患者的数据，转氨酶升高是发生率最高的 3 级及以上不良反应（约为 36.3%），其次为皮疹、腹泻、葡萄膜炎、脊神经根炎、血小板减少等，接受 10 mg/kg（43%）和 3 mg/kg（22%）的伊匹木单抗不影响不良反应的发生率，且对比单药伊匹木单抗，放疗联合伊匹木单抗不会显著增加不良反应的发生率（P 分别为 0.2 和 0.7）。此外，放射－免疫相关颅外不良反应还包括皮肤反应，乏力，胃肠道不良反应（如腹痛、腹泻、结肠炎）等。LINIKER 等研究者纳入 53 例在 1 个月内接受 PD-1 抑制剂联合姑息性放疗的转移性黑色素瘤患者，接受颅外放疗或颅内 SRT 组（35 人）3 级及以上不良反应发生率为 20%，其中 3 例患者（9%）在接受 PD-1 抑制剂后出现 3 级皮疹，2 例患者（6%）发生 3 级放射性皮炎，总体耐受性良好，但由于本队列中放射治疗部位和剂量的异质性，无法将不良事件与已发表的数据进行直接比较。以上研究表明，无论是 CTLA-4 ICI 或 PD-1/PD-L1 抗体，联合姑息放疗的颅外不良反应的安全性都是可接受的。但是上述研究中的患者群体均接受联合治疗，缺少单用免疫治疗患者群体的对照。QIN 等和 ABOUDARAM 等则探讨了恶性黑色素瘤的联合治疗对比单药免疫是否会显著增加不良反应的发生率。在 QIN 等的研究中，单药伊匹木单抗组免疫相关不良反应的发生率为 25%，颅外放疗 + 伊匹木单抗组不良反应发生率为 18%，其中最常见的有皮肤不良反应（27%），胃肠道不良反应（包括腹痛、腹泻、结肠炎，18%）和乏力（11%），对比单药免疫组并未发现显著的统计学差异。在 ABOUDARAM 等的研究中，低级别不良反应以乏力、皮肤不良反应、甲状腺功能紊乱多见，最常见的 3 级及以上不良反应为肝肾功能损伤。

12. 放射 - 免疫相关不良反应发生率的影响因素

放射 - 免疫同步或序贯应用在疗效方面并无显著差异，两者在不良反应方面是否有显著差异目前尚无定论。SHA C M 等研究者系统性分析了 16 项研究中 1442 例接受放射 - 免疫治疗的肿瘤患者，涉及脑转移灶、肺癌、肾癌、前列腺癌等多种癌种，其中 507 例患者接受同步放射 - 免疫治疗，456 例患者在放射治疗结束后接受免疫治疗，479 例患者放射 - 免疫的联合既有同步也有序贯应用，研究结果提示放射－免疫联合应用的时机与不良反应的发生并无显著相关性。CHEN 等回顾性分析了 260 例接受 SRT 治疗的脑转移患者，其中 79 例患者接受 SRT 同步 ICI 治疗，其余患者接受单纯 SRT 治疗，放射－免疫同步应用并没有显著增加神经系统不良反应的发生率。

另外，有研究提示放射－免疫治疗间隔时间长短与不良反应的发生率相关，KIESS 等评估了接受 CTLA-4 抑制剂和 SRS 的晚期恶性黑色素瘤的患者，发现在免疫治疗 1 个月内给予 SRS 治疗的患者 3 ～ 4 级不良反应发生率更高（47% vs. 16%）。BANG A 等对 133 例患者的回顾性研究结果提示，在免疫治疗 14 天内接受放疗患者的各级别不良反应发生率增高（39% vs. 23%，P=0.06），但在 3 ～ 5 级不良反应发生率方面，两组患者并无显著差异（8% vs. 4%，P=0.045）。但 PACIFIC 研究纳入患者为放疗后 1 ～ 42 天内接受免疫治疗的局部晚期 NSCLC 患者，亚组分析结果显示放疗结束后 14 天内接受免疫治疗的患者，较 14 天后接受免疫治疗的患者的生存获益更为显著，但不良反应并没有显著增加。目前也有许多临床试验（如 EA5181 研究）在探索放射－免疫的同步或序贯应用是否会有疗效及不良反应的差异，也期待更多的前瞻性临床试验的结果指导临床应用。

研究发现，放射－免疫相关不良反应与放疗剂量、分割模式、照射体积等密切相关。前文提到 BANG A 等研究者的回顾性研究中，同时评估了免疫相关不良反应和最大处方剂量——2 Gy 分次放射的等效生物剂量（equivalent dose in 2 Gy/ f，EQD2）之间的关系，研究结果提示，EQD2 的增加与各级别不良反应的发生率增高显著相关（P=0.01），但并未显著增加 3 级及以上不良反应的发生率。BARKER 等研究者的回顾性研究同样发现 EQD2 > 100 Gy 的患者不良反应发生率更高。

VOONG K R 等回顾性分析了 100 例接受免疫联合胸部放疗的 NSCLC 患者，共 19 例患者发生放射 - 免疫相关性肺炎，其中 17 例患者接受了根治剂量放疗（17/19，89%），2 例患者接受了姑息剂量放疗（2/19，11%；P=0.051）。相应地，在所有接受免疫联合胸部放疗的患者中，接受根治性放疗的患者中肺炎的发生率（17/70，24%）较姑息性放疗更高（2/30，7%；P=0.051）。但该研究的剂量学特征亚组分析结果提示非肺炎组和肺炎组患者的肺平均剂量和 V20 并没有显著差异（$P > 0.05$），且放射治疗技术选择（SBRT、三维适形放疗、调强放疗、容积旋转调强放疗）也不会显著影响肺炎的发生风险（$P > 0.05$）。VERMA V 等研究者回顾性分析 3 项独立的前瞻性 I / II 期临床试验中接受免疫治疗和胸部放疗的患者毒性，同样发现放疗分割模式差异并不会显著影响放射 - 免疫相关不良反应，ICI 联合 SBRT（50 Gy/4 f 和 60 Gy/10 f）、大分割（45 Gy/15 f）和加速分割（45 Gy/30 f，bid）3 组之间不良反应并无显著差异。QIN 等研究者纳入伊匹木

单抗 ± 颅外放疗的恶性黑色素瘤患者，其中 SRS 组患者不良反应发生率为 19%，对比常规分割放疗组并无显著差异（19% vs. 17%，$P > 0.99$）。此外，MOHAMAD O 等研究者回顾性分析了 59 例接受大分割放射治疗联合免疫治疗的患者数据，研究结果提示放射 – 免疫不良反应与放射治疗部位、剂量、分割次数、肿瘤类型或放射 – 免疫应用顺序无显著相关。但该项研究仅纳入了 59 例患者，且为回顾性研究，组内异质性较大，仍需前瞻性研究进一步验证放射 – 免疫不良反应与放疗参数之间的相关性。

此外，不同免疫治疗药物也会影响放射 – 免疫相关不良反应的发生率，既往研究结果提示 CTLA-4 联合放疗比 PD-1/PD-L1 的不良反应发生率高。PD-1/PD-L1 抑制剂通过再激活效应 T 细胞的免疫反应发挥抗肿瘤作用，而 CTLA-4 抑制剂通过增强 T 细胞活化发挥作用，相关不良反应发生率更高。放疗联合 CTLA-4 抑制剂 3 ～ 5 级不良反应的发生率为 14% ～ 34%，而 PD-1/PD-L1 抑制剂联合放疗患者的 3 ～ 5 级不良反应的发生率为 5% ～ 10%。

13. 放射 – 免疫相关不良反应管理

对比单纯放射治疗或免疫治疗相关不良反应，放射 – 免疫相关不良反应的发生机制及病理生理学基础更为复杂，一旦发生，极易进展为危重型病例，因此在放射 – 免疫治疗前需全面完善检查，以评估不良反应的易感性，详见表1。

表1　放射－免疫相关不良反应易感性评估

评估	详细内容
一般情况	详细询问既往病史，尤其是自身免疫性疾病、内分泌疾病及肝炎等感染性疾病，全面询问患者吸烟史、个人史、家族史、妊娠情况、既往抗肿瘤治疗的情况 全面的体格检查，包括皮肤、黏膜及神经系统检查
影像学检查	全面完善颈、胸、腹、盆腔 CT 检查和颅脑 MRI 检查
血液学检查	血常规；血生化；感染性指标筛查；甲状腺功能；心肌酶谱等。怀疑有自身免疫性疾病的患者，需完善自身抗体和红细胞沉降率等检查
其他	心电图；肺功能检查

注：电子计算机断层扫描（computed tomography，CT）；磁共振检查（magnetic resonance imaging，MRI）。

目前对于放射－免疫相关不良反应的管理尚无明确的指南，临床试验中通常根据不良反应事件评价标准（common terminology criteria for adverse events，CTCAE）4.03 进行不良反应分级，简单概括为以下 5 个级别：G_1 为轻度毒性；G_2 为中度毒性；G_3 为重度毒性；G_4 为危及生命的毒性；G_5 为与毒性相关的死亡。目前，放射－免疫相关毒性管理大多是经验性的，在很大程度上依赖于糖皮质激素作为一线治疗方案，临床上应根据毒性分级来初步判断是否使用激素与使用剂量和剂型。总体来说，$G_{1\sim2}$ 毒性一般选择口服激素，但心脏、肺、肝脏及神经系统毒性较为凶险，应及时应用高剂量激素静脉滴注，避免发生不可逆的病理生理学改变和严重不良预后。在患者症状好转后为避免反复，激素应逐步减量，至少应用 4 周或 6 ～ 8 周甚至更长时间。需要特别注意的是，甲状腺功能减退和其他内分泌毒性（如糖尿病等）的患者不推荐应用激素治疗，可应用甲状腺素及相应激素替代性治疗。对于部分临床表现较重或不能通过激素有效控制的重症、难治性患者可加用免疫调节剂（丙种球蛋白）和免疫抑制药物（包括针对 T 细胞、B 细胞、细胞因子和自身抗体的整套治疗策略），尽量避免反复使用大剂量激素，降低不良反应未控和激素使用继发的不良反应。

放射 – 免疫相关不良反应的个体化治疗策略的核心是根据其发生机制及病理生理学改变进行治疗，但不同毒性的致病机制不同，进而导致受累器官出现不同的组织病理学表型。对于接受免疫治疗的患者，有研究者提出发生 3 级及以上不良反应的患者，可以通过详细评估其发病机制来确定导致这些不良反应发生的可能的免疫效应途径，指导制定个体化的治疗策略，包括靶向适应性免疫（T 细胞、B 细胞和抗体等），靶向固有免疫应答（固有淋巴细胞、宿主微生物群等），靶向循环细胞因子（TNF、IL-6、IL-17、IL-1、IL-12 和 IL-23 等），靶向信号通路（干扰素、JAK-STAT、mTOR）等。尽管目前放射 – 免疫相关不良反应的治疗仍然是经验性治疗，但未来的发展方向是组织病理学机制指导的个体化治疗策略。

14. 放射 – 免疫相关不良反应与疗效的相关性

免疫相关不良反应与免疫治疗疗效的相关性也备受关注。2018 年发表在 *Lung Cancer* 的一项前瞻性研究纳入 38 例接受纳武利尤单抗治疗的晚期 NSCLC 患者，其中 14 例患者发生了治疗相关不良反应，ORR 为 23.7%，中位 PFS 为 91 天。研究者发现，发生免疫相关不良反应的患者 ORR（63.6% vs. 7.4%，$P<0.001$）和 PFS（$HR=0.1$，$P < 0.001$）均显著优于未发生不良反应的患者。但值得注意的是，3 级及以上不良反应的发生率与良好的预后并无显著相关，反而会带来更高的死亡风险。因此，不良反应与免疫疗效的相关性可能仅限于低级别不良反应；而发生严重不良反应的患者需暂时或永久停止应用 ICI，并需要糖皮质激素甚至免疫制剂的及时干预，这在很大程度上可能会影响免疫治疗的疗效。

一项纳入 531 例接受纳武利尤单抗治疗的 NSCLC 患者的汇总分析得到的结果却不尽相同，该研究结果同样发现了发生免疫不良反应患者的 ORR（40.1% vs. 14.1%，$P < 0.01$）和 PFS（$HR=0.66$，$P < 0.001$）均显著优于未发生不良反应的患者。但该研究结果提示较高级别（≥ 2 级）不良反应发生与更高的 ORR 有显著相关性（55.5% vs. 33.0%，$P=0.01$），且是否发生需

要糖皮质激素干预的不良反应与患者 PFS 并无显著相关性（14.8 vs. 16.8，$P > 0.01$）。毒性相关治疗中断则与不良预后显著相关。在一项纳入了 298 例接受伊匹木单抗治疗的恶性黑色素瘤患者的回顾性分析中，并未观察到免疫相关不良反应与患者生存时间的显著相关性。目前放射 - 免疫相关不良反应的发生与其疗效是否相关尚无定论，我们也期待未来的临床研究可以做进一步的探索。

参考文献

1. KAINTHOLA A，HARITWAL T，TIWARI M，et al. Immunological Aspect of Radiation-Induced Pneumonitis，Current Treatment Strategies，and Future Prospects. Front Immunol，2017，8：506.

2. CITRIN D E，MITCHELL J B. Mechanisms of Normal Tissue Injury From Irradiation. Semin Radiat Oncol，2017，27（4）：316-324.

3. OSORIO J C，NI A，CHAFT J E，et al. Antibody-mediated thyroid dysfunction during T-cell checkpoint blockade in patients with non-small-cell lung cancer. Ann Oncol，2017，28（3）：583-589.

4. ESFAHANI K，MILLER WH JR. Reversal of Autoimmune Toxicity and Loss of Tumor Response by Interleukin-17 Blockade. N Engl J Med，2017，376（20）：1989-1991.

5. BYRNE E H，FISHER D E. Immune and molecular correlates in melanoma

treated with immune checkpoint blockade. Cancer, 2017, 123 (S11): 2143-2153.

6. SEIDEL J A, OTSUKA A, KABASHIMA K. Anti-PD-1 and Anti-CTLA-4 Therapies in Cancer: Mechanisms of Action, Efficacy, and Limitations. Front Oncol, 2018, 8: 86.

7. KHOJA L, DAY D, WEI-WU CHEN T, et al. Tumour- and class-specific patterns of immune-related adverse events of immune checkpoint inhibitors: a systematic review. Ann Oncol, 2017, 28 (10): 2377-2385.

8. WIRSDÖRFER F, DE LEVE S, JENDROSSEK V. Combining Radiotherapy and Immunotherapy in Lung Cancer: Can We Expect Limitations Due to Altered Normal Tissue Toxicity? Int J Mol Sci, 2018, 20 (1): 24.

9. SHA C M, LEHRER E J, HWANG C, et al. Toxicity in combination immune checkpoint inhibitor and radiation therapy: A systematic review and meta-analysis. Radiother Oncol, 2020, 151: 141-148.

10. CHO J Y, KIM J, LEE J S, et al. Characteristics, incidence, and risk factors of immune checkpoint inhibitor-related pneumonitis in patients with non-small cell lung cancer. Lung Cancer, 2018, 125: 150-156.

11. SHAVERDIAN N, LISBERG A E, BORNAZYAN K, et al. Previous radiotherapy and the clinical activity and toxicity of pembrolizumab in the treatment of non-small-cell lung cancer: a secondary analysis of the KEYNOTE-001 phase 1 trial. Lancet Oncol, 2017, 18 (7): 895-903.

12. DE WIT M, SCHULZ C, LAACK H E, et al. Overall Survival with

Durvalumab versus Placebo after Chemoradiotherapy in Stage Ⅲ NSCLC：Updated Results from PACIFIC. Pneumologie，2019：73.

13. DURM G A，JABBOUR S K，ALTHOUSE S K，et al. A phase 2 trial of consolidation pembrolizumab following concurrent chemoradiation for patients with unresectable stage Ⅲ non-small cell lung cancer：Hoosier Cancer Research Network LUN 14-179. Cancer，2020，126（19）：4353-4361.

14. THEELEN W S M E，PEULEN H M U，LALEZARI F，et al. Effect of Pembrolizumab After Stereotactic Body Radiotherapy vs Pembrolizumab Alone on Tumor Response in Patients With Advanced Non-Small Cell Lung Cancer：Results of the PEMBRO-RT Phase 2 Randomized Clinical Trial. JAMA Oncol，2019，5（9）：1276-1282.

15. LI B，JIANG C，PANG L，et al. Toxicity Profile of Combining PD-1/PD-L1 Inhibitors and Thoracic Radiotherapy in Non-Small Cell Lung Cancer：A Systematic Review. Front Immunol，2021，12：627197.

16. THOMAS T S，LUO S，KNOCHE E M，et al. Evaluation of the incidence of pneumonitis in United States veterans with non-small cell lung cancer receiving durvalumab following chemoradiation. Journal of Clinical Oncology，2020，38（15 suppl）：9034.

17. SAITO G，OYA Y，TANIGUCHI Y，et al. Real-world survey of pneumonitis/radiation pneumonitis among patients with locally advanced non-small cell lung cancer treated with chemoradiotherapy after durvalumab approval：A multicenter

retrospective cohort study （HOPE-005/CRIMSON）. Journal of Clinical Oncology, 2020, 38 (15 suppl)：9039.

18. SHIBAKI R, AKAMATSU H, FUJIMOTO M, et al. Nivolumab induced radiation recall pneumonitis after two years of radiotherapy. Ann Oncol, 2017, 28 (6)：1404-1405.

19. MCCUSKER M G, SCILLA K A, SIMONE C B 2ND, et al. Proton Beam Therapy and Immune Checkpoint Inhibitors in Malignant Pleural Mesothelioma. J Thorac Oncol, 2019, 14 (9)：e185-e187.

20. CHEN Y, HUANG Z, XING L, et al. Radiation Recall Pneumonitis Induced by Anti-PD-1 Blockade：A Case Report and Review of the Literature. Front Oncol, 2020, 10：561.

21. TENG F, LI M, YU J. Radiation recall pneumonitis induced by PD-1/PD-L1 blockades：mechanisms and therapeutic implications. BMC Med, 2020, 18 (1)：275.

22. PETRELLI F, DE STEFANI A, TREVISAN F, et al. Combination of radiotherapy and immunotherapy for brain metastases：A systematic review and meta-analysis. Crit Rev Oncol Hematol, 2019, 144：102830.

23. PIN Y, PAIX A, TODESCHI J, et al. Brain metastasis formation and irradiation by stereotactic radiation therapy combined with immunotherapy：A systematic review. Crit Rev Oncol Hematol, 2020, 149：102923.

24. WILLIAMS N L, WUTHRICK E J, KIM H, et al. Phase 1 Study of Ipilimumab Combined With Whole Brain Radiation Therapy or Radiosurgery for

Melanoma Patients With Brain Metastases. Int J Radiat Oncol Biol Phys, 2017, 99（1）：22-30.

25. COLACO R J, MARTIN P, KLUGER H M, et al. Does immunotherapy increase the rate of radiation necrosis after radiosurgical treatment of brain metastases？ J Neurosurg, 2016, 125（1）：17-23.

26. KAIDAR-PERSON O, ZAGAR T M, DEAL A, et al. The incidence of radiation necrosis following stereotactic radiotherapy for melanoma brain metastases：the potential impact of immunotherapy. Anticancer Drugs, 2017, 28（6）：669-675.

27. CHEN L, DOUGLASS J, KLEINBERG L, et al. Concurrent Immune Checkpoint Inhibitors and Stereotactic Radiosurgery for Brain Metastases in Non-Small Cell Lung Cancer, Melanoma, and Renal Cell Carcinoma. Int J Radiat Oncol Biol Phys, 2018, 100（4）：916-925.

28. LINIKER E, MENZIES A M, KONG B Y, et al. Activity and safety of radiotherapy with anti-PD-1 drug therapy in patients with metastatic melanoma. Oncoimmunology, 2016, 5（9）：e1214788.

29. QIN R, OLSON A, SINGH B, et al. Safety and Efficacy of Radiation Therapy in Advanced Melanoma Patients Treated With Ipilimumab. Int J Radiat Oncol Biol Phys, 2016, 96（1）：72-77.

30. ABOUDARAM A, MODESTO A, CHALTIEL L, et al. Concurrent radiotherapy for patients with metastatic melanoma and receiving anti-programmed-death 1 therapy：a safe and effective combination. Melanoma Res, 2017, 27（5）：485-491.

中国医学临床百家

31. BANG A, WILHITE T J, PIKE L R G, et al. Multicenter Evaluation of the Tolerability of Combined Treatment With PD-1 and CTLA-4 Immune Checkpoint Inhibitors and Palliative Radiation Therapy. Int J Radiat Oncol Biol Phys, 2017, 98 (2): 344-351.

32. FAIVRE-FINN C, SPIGEL D R, SENAN S, et al. 1363OEfficacy and safety evaluation based on time from completion of radiotherapy to randomization with durvalumab or placebo in pts from PACIFIC. Annals of Oncology, 2018, 29 (suppl 8) .

33. VERMA V, CUSHMAN T R, SELEK U, et al. Safety of Combined Immunotherapy and Thoracic Radiation Therapy: Analysis of 3 Single-Institutional Phase I / II Trials. Int J Radiat Oncol Biol Phys, 2018, 101 (5) : 1141-1148.

34. MOHAMAD O, DIAZ DE LEON A, SCHROEDER S, et al. Safety and efficacy of concurrent immune checkpoint inhibitors and hypofractionated body radiotherapy. Oncoimmunology, 2018, 7 (7) : e1440168.

35. XU C, CHEN Y P, DU X J, et al. Comparative safety of immune checkpoint inhibitors in cancer: systematic review and network meta-analysis. BMJ, 2018, 363: k4226.

36. CHAMPIAT S, LAMBOTTE O, BARREAU E, et al. Management of immune checkpoint blockade dysimmune toxicities: a collaborative position paper. Ann Oncol, 2016, 27 (4) : 559-574.

37. ESFAHANI K, ELKRIEF A, CALABRESE C, et al. Moving towards personalized treatments of immune-related adverse events. Nat Rev Clin Oncol, 2020,

17（8）：504-515.

38. SATO K，AKAMATSU H，MURAKAMI E，et al. Correlation between immune-related adverse events and efficacy in non-small cell lung cancer treated with nivolumab. Lung Cancer，2018，115：71-74.

39. SALEM J E，MANOUCHEHRI A，MOEY M，et al. Cardiovascular toxicities associated with immune checkpoint inhibitors：an observational，retrospective，pharmacovigilance study. Lancet Oncol，2018，19（12）：1579-1589.

40. NAQASH A R，RICCIUTI B，OWEN D H，et al. Outcomes associated with immune-related adverse events in metastatic non-small cell lung cancer treated with nivolumab：a pooled exploratory analysis from a global cohort. Cancer Immunol Immunother，2020，69（7）：1177-1187.

41. HORVAT T Z，ADEL N G，DANG T O，et al. Immune-Related Adverse Events，Need for Systemic Immunosuppression，and Effects on Survival and Time to Treatment Failure in Patients With Melanoma Treated With Ipilimumab at Memorial Sloan Kettering Cancer Center. J Clin Oncol，2015，33（28）：3193-3198.

（邢力刚，王琳琳，李步托　整理）

放疗联合免疫临床研究进展

在肿瘤免疫治疗的时代，将传统的肿瘤治疗方法（如放射治疗）与刺激免疫系统的药物相结合会产生怎样的作用，成为当前研究的热点。随着相关试验的开展，已经在越来越多的实体性肿瘤中得到证实：放疗与免疫治疗的结合可以使肿瘤患者有明显的生存获益。目前仍旧还有许多相关临床试验正在进行中。下文在实体瘤中现有的相关临床试验结果，进行了如下的归纳总结。

15. 放疗联合免疫治疗肺癌

（1）非小细胞肺癌

①可切除的非小细胞肺癌

可切除的局部晚期 NSCLC 一般指Ⅲ A 期患者，这类患者由于肿瘤较大，或已转移至同侧肺门或纵隔淋巴结，往往需要在术前或术后行放化疗以降低肿瘤负荷、复发及远处转移风险。最近的一项临床试验 NCT02259621 报道了在可切除的 NSCLC 患者中新辅助应用纳武利尤单抗的临床获益情况。根据试验计划，患者在手术前正常接受新辅助化疗或放化疗，并在术前 4 周开始接受第一次纳武利尤单抗治疗。新辅助应用纳武利尤单抗表现出较好的耐受性，在入组的 21 例患者中只有 1 例患者出现 3 级肺炎，未发现 4 ～ 5 级不良反应。在新辅助治疗后，40% 的患者出现病理降期，肿瘤缩小，使手术更加安全。45% 的患者达到主要病理缓解。以上结论提示免疫治疗联合新辅助放化疗可以进一步在术前缩小肿瘤体积，实现病理降期，使手术更加安全、可耐受的同时，具有减少术后复发的可能。但目前相关的研究仍然较少，如何在新辅助和辅助治疗中联合应用免疫治疗和放疗仍有待进一步探索。

②局部晚期非小细胞肺癌

局部晚期 NSCLC，包含ⅢB 和ⅢC 期患者，这类患者尚未发生远处转移，但由于已经扩散至靠近另一侧肺或颈部淋巴结，丧失了手术切除的机会。根据第 8 版美国癌症联合委员会（American Joint Committee on Cancer，AJCC）指南分期，ⅢB 和ⅢC 期患者的预后较差，5 年生存率分别为24% 和12%，但患者的生存曲线末端较为平直，存在"长尾效应"，提示其仍存在治愈的希望。目前，同步放化疗是局部晚期 NSCLC 患者治疗的标准方案，临床试验数据显示，Ⅲ期患者采用同步放化疗后，5 年生存率为16%，即有约 1/6 的患者被治愈。如何进一步提高Ⅲ期不可切除 NSCLC 患者的临床获益一直是肺癌治疗领域亟待解决的重大问题之一，但无论是通过在局部放化疗前增加诱导化疗、改变化疗方案、提高放疗剂量，还是联合靶向治疗，都无法增加患者的生存获益。

　　ICI 类药物的广泛应用给局部晚期 NSCLC 患者的治疗带来了新的希望，PACIFIC 研究是一项随机、双盲、安慰剂对照的Ⅲ期多中心临床研究，其研究目的是评估 ICI 度伐利尤单抗，一种抗 PD-L1 单克隆抗体，可以在经含铂方案同步放化疗后未发生疾病进展的局部晚期 NSCLC 患者中巩固疗效。入组患者按 2∶1 的比例被随机分入免疫巩固治疗组（n=476）和安慰剂对照组（n=237）。研究结果显示，相较于安慰剂组患者，在放化疗结束后使用免疫药物巩固治疗可以显著延长患者的 PFS 和 OS。其中免疫治疗组和安慰剂组的中位 PFS 分别为 17.2 个月和 5.6 个月，4 年 PFS 率分别为 35.3% 和 19.5%；中位 OS 分别为 47.5 个月和 29.1 个月，4 年 OS 率分别为 49.6% 和 36.3%。通过 PACIFIC 治疗模式，即同步放化疗后使用度伐利尤单抗巩固治疗，一半以上的患者可以获得超过 4 年的生存期。PACIFIC 试验凭借其所引发的巨大"海啸"，自 2018 年起便进入美国国立综合癌症网络（National Comprehensive Cancer Network，NCCN）指南，PACIFIC 模式亦成为局部晚期 NSCLC 患者的标准治疗模式。

　　PACIFIC 研究开创了 ICI 在同步放化疗中研究的先河，带动了之后的一批临床试验来探索 ICI 在局部晚期 NSCLC 患者中的最佳应用模式。LUN 14-179 是一项Ⅱ期单臂的临床研究，旨在评估同步放化疗后应用帕博利珠单抗进行免疫巩固治疗的安全性和疗效。研究共入组 92 例患者，主要研究终点为疾病转移或死亡时间（time to metastatic disease or death，TMDD），次要研究终点为 PFS、OS 及毒性反应。研究结果显示，中位 TMDD 为 30.7 个月，中位 PFS 和 OS 分别为 18.7 个月和 35.8 个月，3 年 OS 率为 48.5%。不良反应方面，共有 16 例患者（17.4%）出现 2 级以上肺炎，1 例患者（1.1%）因肺炎死亡。

DETERRED 是一项 II 期研究，旨在评估在局部晚期 NSCLC 患者中联合应用 PD-L1 抑制剂阿特珠单抗与同步放化疗的疗效与安全性。研究共分为两部分：第一部分入组 10 例患者，患者在接受常规剂量的同步放化疗后再接受 2 周期化疗联合阿特珠单抗巩固治疗，最后接受 12 个月阿特珠单抗单药维持治疗；如未发现重大毒副作用，则进入第二部分——30 例患者同时接受阿特珠单抗免疫治疗及同步放化疗，之后再接受和第一部分患者相同的巩固与维持治疗方案。DETERRED 研究的主要研究终点是阿特珠单抗联合同步放化疗的安全性，次要研究终点是 PFS 及 OS。在第一部分、第二部分的患者中，总的 3 级以上不良反应发生率均为 80%，3 级以上免疫治疗相关不良反应的发生率分别为 30% 和 20%，2 级以上肺炎的发生率分别为 10% 和 16%。第一部分患者的中位 PFS 和 OS 分别为 18.6 个月和 22.8 个月；第二部分患者的中位 PFS 为 13.2 个月，而中位 OS 目前尚未达到。

NICOLAS 试验是另一项评估在局部晚期 NSCLC 患者中联

合应用 ICI 类药物与同步放化疗的安全性与疗效的 Ⅱ 期临床研究。研究共入组了 62 例患者，患者在接受 1 周期化疗后，同步应用 2 周期 PD-1 抑制剂纳武利尤单抗与同步放化疗（concurrent chemoradiation therapy，cCRT），并在之后应用纳武利尤单抗单药巩固治疗 12 个月。患者最常见的 3/4 级不良反应包括中性粒细胞计数下降（22.4%）、淋巴细胞计数下降（10.3%）、肺炎（10.3%）。目前患者的 PFS 及 OS 数据尚未公布。

值得注意的是，尽管以 PACIFIC 试验为首的大量 Ⅱ 期、Ⅲ 期临床试验已经证实放疗联合免疫治疗在局部晚期 NSCLC 患者中可以取得较为明显的生存获益，但关于 ICI 类药物在局部晚期 NSCLC 患者中的最佳治疗模式仍存在争议。临床前研究证实，在开始放疗的第 1 天或第 5 天给予荷瘤小鼠 PD-1 抑制剂的疗效要显著好于放疗结束 1 周后再接受 PD-1 抑制剂治疗，这与 PACIFIC 研究的亚组分析结果相符，即在 cCRT 结束后 0 ～ 14 天内接受免疫治疗患者的 PFS 显著优于 15 ～ 42 天后开始接受免疫治疗患者。在 NICOLAS 试验中，患者在接受 cCRT 同时接受了纳武利尤单抗免疫治疗，其安全性可以耐受。在一项旨在研究帕博利珠单抗在与紫杉醇、卡铂和放射疗法一起治疗局部晚期 NSCLC 患者时的不良反应、最佳剂量和最佳方式的非随机对照的 Ⅰ 期临床试验（NCT02621398）中，患者的 12 个月 PFS 率为 69.7%，高于 PACIFIC 试验的 55.7%；中位 OS 为 29.4 个月，12 个月 OS 率为 85.2%；2 级以上免疫相关性毒副反应（immune-related adverse events, irAEs) 的发生率为 67%（$n=14$），2 级以上肺炎的发生率达 33%（$n=7$）。由此可见，同步应用 cCRT 与 ICI 类药物可以增加治疗效果，但同时亦可能导致不良反应发生率的增加。目前仍有大量的临床研究正在进行中，如何在局部晚期 NSCLC 患者中最大限度地激发放疗对免疫系统的激活作用，同时降低治疗相关毒副作用仍有待进一步探索。

③存在寡转移的非小细胞肺癌

寡转移是局限期肿瘤和广泛转移期肿瘤的中间状态，一般定义为肿瘤最多转移至 3 个器官，转移灶的总数量在 5 个以内。GOMEZ 等的研究结果提示，在寡转移患者中对转移灶进行手术或放疗等局部巩固治疗相较于传统的化疗标准治疗可以显著延长患者的生存时间。SABR-COMET 研究亦发现，相比于姑息性放疗 + 化疗，SABR+ 化疗可以显著延长寡转移期患者的生存时间，5 年 OS 率分别为 42.3% 和 17.7%。尽管提示 SBRT 或手术等激进的局部切除治疗可以使患者获得生存获益，但无论 GOMEZ 研究还是 SABR-COMET 研究均未探讨免疫治疗在寡转移阶段患者的应用。在免疫治疗时代，如何在寡转移阶段的 NSCLC 患者中应用免疫治疗以达到最佳生存获益值得进一步探讨。

研究显示，SBRT 较常规放疗可以更好地保护淋巴细胞，同时合适的大分割放疗剂量可以激活免疫系统并降低 Trex 酶的 DNA 修复功能。在一项 Ⅱ 期临床研究（NCT02316002）中，45 例寡转移期的 NSCLC 患者在接受手术或 SBRT 等局部切除治疗后序贯使用帕博利珠单抗维持治疗，主要研究终点为局部切除治疗开始后的 PFS（PFS-L）和开始应用帕博利珠单抗后的 PFS（PFS-P），次要研究重点包括 OS、安全性等。研究结果发现，所有患者的中位 PFS-L 为 19.1 个月，显著长于历史数据 6.6 个月（$P < 0.05$）；中位 PFS-P 为 18.7 个月；患者的 1 年 OS 率和 2 年 OS 率分别为 90.9% 和 77.5%。安全性方面整体较好，共有 5 例患者（11%）出现肺炎，其中 1 例（2%）为 4 级。研究发现，用于寡转移 NSCLC 患者局部切除治疗后的帕博利珠单抗似乎改善了 PFS 而没有降低生活质量，但寡转移 NSCLC 患者应用放疗联合免疫治疗是否有效及其最佳组合方式仍需要更大规模的临床试验来进一步探讨。

④晚期非小细胞肺癌

在多发转移的晚期 NSCLC 患者中，联合应用 ICI 类药物与放疗的治疗方式被应用得更加频繁，组合方式也更加复杂。同寡转移期患者的治疗逻辑相似，研究者希望通过放疗在实现局部病灶控制的同时，增加肿瘤相关抗原的释放，在局部形成原位疫苗，以增加免疫治疗的疗效，实现"1+1 > 2"的效果。TANG等报道了一项联合应用 SABR 和伊匹木单抗治疗广泛转移的实体瘤患者的 I 期临床试验。研究共纳入了 35 例患者，同步或序贯给予患者肝或肺部病灶 SABR（50 Gy/4 f）和伊匹木单抗行免疫治疗。结果发现 3 例患者达到部分缓解，7 例患者有临床获益。临床获益同外周血 $CD8^+T$ 细胞水平及 $CD8^+/CD4^+T$ 细胞的比值相关。在另一项纳入 39 例转移或复发的晚期 NSCLC 患者的 II 期临床研究中，患者同步接受了 1 处转移灶放疗（6 Gy×5 次或 9 Gy×3 次）。研究结果显示，7 例患者出现影像学缓解，其中 2 例达到完全缓解，5 例达到部分缓解，还有 5 例评价为疾病稳定，总 DCR 为 31%，中位 OS 为 7.4 个月，而在实现疾病控制的患者中，中位 OS 达到了 20.4 个月。这两项研究均提示放疗联合免疫可能会更好地激活系统免疫，从而使晚期 NSCLC 患者获得生存获益。

PEMBRO-RT 研究是一项多中心的随机对照研究，旨在评价针对转移病灶的 SBRT 能否使患者获得生存获益。研究共纳入了 76 例晚期 NSCLC 患者，其中 36 例进入试验组，40 例进入对照组。试验组患者首先接受针对单个转移灶的 SBRT 治疗（8 Gy×3 次），其后使用帕博利珠单抗进行维持治疗；对照组则直接应用帕博利珠单抗单药治疗。研究结果显示，试验组和对照组患者在开始治疗后的 12 周，ORR 分别为 36% 和 18%（P=0.07），中位 PFS 分别为 6.6 个月和 1.9 个月（P=0.19），中位 OS 分别为 15.9 个月和 7.6 个月（P=0.16）。尽管可以观察到较为明显的 ORR、PFS 和 OS 获益，但两组间没有统计学相关性，并未达到研究终点。研究者认为这可能与入组患者 PD-L1 表达状态的不平衡有关，在对照组与试验组中，PD-L1 阴性患者的数量分别为 25 例与 18 例，而当进行亚组分析时可以发现 PD-L1 阴性表达患者具有极为明显的生存获益（HR=2.06，95% CI：1.00～4.23）。

与 PEMBRO-RT 研究相类似的是另一项在 MD Anderson 癌症中心开展的 Ⅰ / Ⅱ 期临床研究（NCT02333741）。这项研究共入组了 100 例转移期 NSCLC 患者，其中 Ⅰ 期试验 20 人，Ⅱ 期试验 80 人。Ⅱ 期试验中患者随机分为 4 组，分别是帕博利珠单抗同步 SBRT 组、帕博利珠单抗单药组（进展后给予 SBRT 挽救性放疗）、帕博利珠单抗同步常规分割放疗组、帕博利珠单抗单药组（进展后给予常规分割挽救性放疗）。研究发现，接受放疗联合免疫治疗患者的 ORR 为 22%，而帕博利珠单抗单药组为 25%（$P=0.99$），无明显差异；两组的中位 PFS 分别为 9.1 个月和 5.1 个月（$P=0.52$），未达到统计学差异。但是同 PEMBRO-RT 研究类似，在 PD-L1 低表达的患者中，帕博利珠单抗 + 放疗和帕博利珠单抗单药组的中位 PFS 分别为 20.8 个月及 4.6 个月（$P=0.004$）。

在 PEMBRO-RT 和 NCT02333741 这两项 Ⅱ 期研究中可以观察到，尽管接受放疗联合免疫治疗组的患者相较免疫治疗单药组有获益趋势，但均未达到统计学相关性，这可能与两项研究的样本量均较小有关，如果能将样本量扩大，那么就有可能观察到患者生存获益。基于此，THEELEN 和 CHEN 等对两项研究进行了汇总分析，共纳入了来自前述两项研究的 148 例患者，其中 76 例接受帕博利珠单抗单药治疗，72 例接受帕博利珠单抗联合放疗，主要研究终点为最佳远隔客观缓解率（abscopal response rate，ARR）和最佳远处转移灶疾病控制率（abscopal control rate，ACR）。研究发现，放疗联合免疫治疗组相较于帕博利珠单抗单药治疗组具有更高的 *ARR*（41.7% vs. 19.7%，*P*=0.001）、*ACR*（65.3% vs. 43.6%，*P*=0.0071）。两组的中位 PFS 分别为 9 个月和 4.4 个月（*P*=0.045）；中位 OS 分别为 19.2 个月和 8.7 个月（*P*=0.0004）。这项汇总分析证实了在帕博利珠单抗免疫治疗的基础上联合应用放疗可以显著提高治疗的有效率并改善患者的预后。但我们也应注意到，目前并未有大型的Ⅲ期临床研究验证放疗联合免疫治疗的有效性，放疗联合免疫治疗在转移期 NSCLC 患者中的疗效仍有待进一步验证。

（2）小细胞肺癌

①局限性小细胞肺癌

局限期小细胞肺癌（limited-stage small cell lung cancer，LS-SCLC）一般定义为病灶局限在一侧胸部，可以被一个放射野覆盖的病程阶段。由于 SCLC 具有放化疗敏感的特性，cCRT 一直是 LS-SCLC 患者的标准治疗方案，但由于患者治疗后复发或远处转移的概率较高，且 LS-SCLC 患者的治疗手段近年来鲜有进步，其预后始终不尽如人意，患者的中位生存时间一般为 16 ～ 30 个月，2 年生存率也仅在 50% 左右。根据在 NSCLC 治疗上积累的经验，在 cCRT 基础上联合应用免疫治疗能否改善患者预后呢？在 WELSH 等发起的一项Ⅰ／Ⅱ期临床试验中，共纳入了 40 例 LS-SCLC 患者，患者在传统的放化疗基础上同步应用帕博利珠单抗进行免疫治疗，并根据医生建议决定是否加入预防性脑照射（prophylactic cranial irradiation，PCI）。研究结果发现，共有 6 例（15%）患者发生肺炎，其中 3 例为 2 级，3 例为 3 级；共发生 3 例 4 级不良事件，没有 5 级不良事件发生。所有患者的中位 PFS 为 19.5 个月，中位 OS 为 39.5 个月。采用类似同步放化疗方案的 CONVERT 研究（中位 PFS 为 15.4 个月，中位 OS 为 30 个月），提示 cCRT 联合帕博利珠单抗可能给 LS-SCLC 患者带来生存获益。

②广泛期小细胞肺癌

IMpower133 试验和 CASPIAN 试验分别确定了阿特珠单抗和度伐利尤单抗联合化疗在转移期 SCLC 患者中一线治疗的地位，证实了免疫联合治疗模式在 SCLC 患者中可以带来生存获益。在一项 Ⅰ 期临床试验（NCT02402920）中，WELSH 等进一步探索了免疫治疗＋放化疗在广泛期小细胞肺癌（extensive-stage small cell lung cancer，ES-SCLC）患者中的疗效与安全性。研究共纳入了 38 例 ES-SCLC 患者，其中 33 例按计划接受了治疗。患者在接受 2 周期诱导化疗后开始同步接受帕博利珠单抗免疫治疗和胸部放疗。研究结果显示，未发现 4 ～ 5 级不良反应，整体安全性较好。患者的中位 PFS 和 OS 分别为 6.1 个月和 8.4 个月，低于 IMPower133 中报道的免疫＋化疗组中位 OS 值（12.3 个月）。研究结果提示，尽管放疗联合免疫的安全性可以耐受，但并未观察到生存获益。PEREZ 等则在一项 Ⅰ / Ⅱ 期临床试验中进一步探究了伊匹木单抗加纳武利尤单抗联合胸部放疗在接受过含铂双药化疗后未见进展的 ES-SCLC 患者中的疗效及安全性。研究共纳入了 21 例患者，结果显示，中位 PFS 和 OS 分别为 4.5 个月和 11.7 个月；52% 的患者经历了 3 ～ 4 级的 irAEs，其中 3 级以上肺部和胃肠道 irAEs 发生概率分别为 19% 和 24%。整体来说，免疫治疗联合放疗在 ES-SCLC 患者中并未展现出生存获益，但目前相关试验还都处在 Ⅰ / Ⅱ 期阶段，具体疗效仍需在更大样本量的试验中进行验证。

16. 放疗联合免疫治疗其他肿瘤

（1）头颈部鳞状细胞癌

部分晚期头颈部鳞状细胞癌患者对于含铂化疗并不敏感，针对这种情况，临床上一般采用西妥昔单抗联合放疗进行替代治疗。但其 5 年总生存率仍低于 50%，而免疫时代的今天，针对此类患者，使用西妥昔单抗治疗的同时加用 PD-L1 免疫检查点抑制剂能否使其得到更大的生存获益？在 2020 年 ELBERS J B W 等进行了一项 Ⅰ 期前瞻性研究，入组了 10 例对于顺铂化疗不敏感的晚期头颈部鳞状细胞癌患者，所有患者均接受了放疗，放疗模式分为两种，第一种为给予患者选择性照射剂量 46 Gy/23 f（淋巴结阴性疾病 Ⅱ ～ Ⅳ 级，淋巴结阳性疾病 Ⅰ ～ Ⅴ 级），之后对其原发性肿瘤加照 24 Gy/12 f，另一种为同时给予原发病灶及转移灶放疗，原发肿瘤接受的照射剂量为 70 Gy/35 f，转移病灶为 54.25 Gy/35 f，两种治疗方案的总治疗时间为 7 周，使用锥形束

CT（cone beam CT，CBCT）进行位置验证和质量评估；在患者放疗的第 7 天开始给予西妥昔单抗（400 mg/m²）静脉内注射，之后第 1～7 周每周给药 250 mg/m²，同样从放疗第 7 天开始，每 2 周给予固定剂量的阿维鲁单抗 10 mg/kg 静脉注射，随后进行 4 个月的维持治疗（共 14 个疗程）。当出现药物相关的 4 级血液学毒性和非血液学毒性或者出现实验室检测指标异常和严重或危及生命的 3 级不良反应时应进行停药。对于因出现严重相关免疫毒性反应而导致停药的患者，在其相关毒性降低到 0～1 级或基线时可重新使用阿维鲁单抗进行免疫治疗。结果发现，10 例患者中有 1 例出现了与西妥昔单抗治疗相关的 2 级输液反应，并在使用阿维鲁单抗之前退出了研究；1 例患者因个人原因在接受了 2 个疗程的阿维鲁单抗和 12×2 Gy 放疗后选择停止治疗；在剩下的 8 例患者中，有 2 例患者在 4 个疗程和 8 个疗程免疫治疗后分别因相关毒性反应和肿瘤出现进展而停用阿维鲁单抗。所有患者均未出现 4～5 级毒性反应。在研究中出现了 4 例 3 级免疫相关毒性反应，但也都是可控的。在这 4 名出现 3 级免疫相关毒性的患者中，1 例患者因 3 级斑丘疹而接受类固醇治疗，3 例患者因 3 级肝酶升高（$n=1$）和肺炎（$n=2$）而接受大剂量泼尼松治疗。而在其他的毒性反应方面，7 例患者出现了 3 级放疗相关毒性，但所有患者并未出现与西妥昔单抗相关的严重毒性反应。该研究经过 12（8～26）个月的中位随访发现，4 例患者出现了肿瘤复发，复发率为 50%（4/8）。该研究发现西妥昔单抗联合阿维鲁单抗治疗对于顺铂化疗不敏感的晚期头颈部鳞状细胞癌患者是可行的，免疫相关毒性也是可控的，而且并未增加与放疗和西妥协单抗治疗相关的不良反应。这项初步研究为更大规模的疗效试验提供了依据。

（2）转移性三阴性乳腺癌

HO A Y 等在 2020 年发布了一项单臂、Simon 2 阶段、Ⅱ期临床试验结果，试验共纳入 17 例预后不良、转移性、三阴性、未选择 PD-1 表达的乳腺癌患者，中位年龄为 52 岁（范围为 37 ～ 73 岁）。放射治疗剂量为 3000 cGy，分 5 次进行。在第一次放疗后 3 天内静脉注射帕博利珠单抗 200 mg，然后每隔 3 周 ±3 天静脉注射一次，直到疾病进展。中位随访时间为34.5周(范围为 2.1 ～ 108.3 周)。目前这项研究的主要终点是第 13 周时使用实体肿瘤反应评估标准（RECIST 1.1）测量的未受辐射损伤患者的 ORR，次要终点包括安全性和 PFS，探索性目标是确定预测 ORR 和 PFS 的生物标志物。结果发现本组病例 ORR 为 17.6%（3/17 例，95% *CI*：4.7% ～ 44.2%），其中 3 例患者出现完全缓解，1 例为稳定，13 例出现疾病进展。8 例患者在第 13 周前因为疾病进展而死亡。在第 13 周使用 RECIST 1.1 进行评估的 9 例女性中，有 3 例（33%）获得（complete responses，完全缓解），肿瘤体积在照射的门静脉外减少了 100%。CRs 分别持续了 18 周、20 周和 108 周。最常见的 1 ～ 2 级毒性（根据国家癌症研究所不良事件通用术语标准 4.0 版进行评估）是皮炎（29%）。出现了 4 例与帕博利珠单抗治疗相关的 3 级不良反应，分别为疲劳、淋巴细胞减少和感染。无 4 级不良事件或与治疗相关的死亡报告。由此可见，帕博利珠单抗和放疗联合治疗预后不良、转移性、三阴性、未选择 PD-1 表达的乳腺癌患者是安全且具有广泛前景。但仍需要进行更多更大规模的免疫检查点抑制剂联合放疗的相关临床试验去证实，并使用可预测的生物反应标志物去进行疗效评估。

（3）肾癌

2020 年 2 月 13—15 日，美国临床肿瘤学会泌尿生殖系统肿瘤年会（ASCO GU）期间有两项研究证实，在肾癌中 ICI 联合放疗显示出较好的疗效和安全性。

① NIVES 研究

这是一项Ⅱ期、单臂、多中心的研究，研究对象为在≤ 2 种抗血管生成药物治疗进展后（转移部位具有可测量病灶），至少有 1 处适合 SBRT 的患者。患者在第一次注射纳武利尤单抗治疗 7 天后，给予患者 1 处转移灶大分割照射治疗，放疗剂量为 30 Gy/3 f。在后续 6 个月内每 14 天给予 240 mg 单位剂量的纳武利尤单抗治疗，然后在出现缓解的患者中每 4 周给予 480 mg 的纳武利尤单抗治疗，直到出现进展或产生不可耐受的毒性反应。研究的主要终点为 ORR，次要终点为 PFS 和 OS、照射和非照射转移病灶的 ORR 和安全性。2017 年 7 月至 2019 年 3 月期间，研究纳入来自 12 个意大利中心的 69 例患者。患者的临床基线特征为：透明细胞组织学占 79.7%，男性占 82.6%，国际转移性肾细胞癌联合数据库（International Metastatic Renal-Cell Carcinoma Database Consortium，IMDC）预后评分模型评分中等 / 差的患者占 79.7%，中位年龄 67 岁（43 ～ 85 岁），三线治疗的患者占 18.8%，非肾切除术患者占 21.7%。在患者中，接受 SBRT 最常见的部位为肺（37.7%）、淋巴结（15.9%）和骨（11.6%）。经过 15 个月的中位随访后发现，中位纳武利尤单抗治疗次数为 12（1 ～ 32）。试验组中，ORR 为 19%（1 例完全缓解），DCR 为 63.5%（SBRT 部位与 ORR 部位无统计学差异），意向人群中，ORR 为 17.4%，DCR 为 58%。转移病灶照射和不照射患者的 ORR 分别为 26.9% 和 17.4%，DCR 分别为 82% 和 59.4%。亚组分析显示，透明细胞组织学患者获益最大（$P=0.01$）。中位 PFS 为 4.1 个月（95% CI：2.8 ～ 7.1），12 个月的 PFS 率为 32.6%，中位 OS 为 22.07 个月（95% CI：18.1 ～ NR），12 个月 OS 率为 73.4%。15 个月中位随访后，患者的 6 个月生存率和 9 个月生存率分别为 80.3% 和 56.1%。7 例患者（10.1%）因出现严重的治疗相关的不良事件而中断治疗，17 例患者（24.6%）出现与纳武利尤单抗相关的 3 ～ 4 级不良事件。最常见的 3 ～ 4 级不良事件包括腹泻（5.8%）、淀粉酶 / 脂肪酶升高（4.3%）和甲状腺功能减退（4.3%），没有出现与 SBRT 相关的 3 ～ 4 级不良反应。

NIVES 研究是探讨纳武利尤单抗联合 SBRT 治疗经治转移性肾细胞癌患者的首个前瞻性临床试验，目前数据表明联合治疗显示出较高的 DCR，且未增加毒性。目前正在进行 PD-L1 表达与疗效的相关性分析。

② RADVAX 研究

这项研究筛选和登记在美国得克萨斯大学西南分校和美国约翰·霍普金斯大学登记的肾透明细胞癌患者，之前使用酪氨酸激酶抑制剂和 IL-2 进行治疗的患者被允许入组。入选患者接受每 3 周一次的标准治疗剂量纳武利尤单抗（3 mg/kg）和伊匹木单抗（1 mg/kg）（N/I）联合治疗，后再序贯纳武利尤单抗单药治疗。在 N/I 的第一程和第二程治疗之间，使用 SBRT 治疗入组患者的 1 ～ 2 个转移病灶，照射剂量为 50 Gy/5 f。主要终点为安全性和耐受性，以及非放射病灶的 ORR（RECIST 1.1）。研究共筛选了 29 例患者，最终入组 25 例。11 例（44%）患者至少接受过一次系统治疗：4 例（16%）患者接受过 IL-2 治疗，7 例（28%）患者接受过酪氨酸激酶抑制剂治疗。纳入的患者主要是中 / 高危患者 [低危 n=2（8%）]，中危 [n=20（80%）]，高危 [n=3（12%））。10 例（40%）患者在经过双免疫治疗后出现了典型免疫相关不良反应，需要进行泼尼松免疫抑制治疗。2 例患者出现了放射性肺炎，但仅局限于放射野（2 级），在口服类固醇治疗后迅速缓解。后续随访分析中发现，14 例患者出现了部分缓解，ORR 为 56%。中位 PFS 为 8.21 个月，12 个月 PFS 率为 36%，中位 OS 未达到。

RADVAX 研究显示双 ICI 联合 SBRT 治疗转移性肾细胞癌患者中是安全有效的，但需要进一步的研究证实。

（4）泌尿系肿瘤

SLOVIN S F 等在 2013 年进行了一项开放的多中心 I / II 期研究，该试验在剂量递增阶段，纳入 33 例转移性去势抵抗前列腺癌患者（≥ 6/ 队列），每 3 周接受一次伊匹木单抗治疗，每次剂量分别为 3 mg/kg、5 mg/kg、10 mg/kg 或 3 mg/kg 或 10 mg/kg+ 放疗（8 Gy/ 灶），共 4 次。10 mg/kg 的队列扩大到 50 例患者（伊匹木单抗单药治疗，16 例；伊匹木单抗治疗 + 放射治疗，34 例）。评估包括 AEs、前列腺特异抗原（prostate specific antigen, PSA）下降和肿瘤反应。结果发现 50 例接受 10 mg/kg± 放射治疗的患者中，常见的 IrAEs 依次为腹泻（54%）、结肠炎（22%）、皮疹（32%）和瘙痒（20%），3/4 级 irAEs 为结肠炎（16%）和肝炎（10%）。该研究中出现了 1 例治疗相关死亡患者（5 mg/kg 组）。在接受 10 mg/kg± 放射治疗的患者中，1 例完全缓解（持续时间：11.3 个月以上），8 例出现了部分缓解，（≥下降 50%，持续时间：3 ～ 13 个月），6 例病情稳定（持续时间：2.8 ～ 6.1 个月）。研究发现，在转移性去势抵抗前列腺癌患者中，伊匹木单抗 10 mg/kg± 放射治疗具有临床抗肿瘤活性，而且耐受性良好。另外，在转移性去势抵抗前列腺癌患者中，评估伊匹木单抗 10 mg/kg± 放射治疗的两个III期试验正在进行中。

TREE A C 等在 2018 年发布了一项 I 期研究——PLUMMB 临床试验，该试验入组了 5 例肌肉浸润性 / 转移性膀胱癌患者，每周接受帕博利珠单抗 100 mg，每周 3 次，免疫治疗前的 2 周开始给予患者每周适应性膀胱放射治疗，放射剂量为 36 Gy/6 f。第一个剂量队列在纳入 5 例患者后停止，并达到了预先定义的剂量限制毒性（dose limiting toxicity，DLT）。3 例患者出现 3 级尿毒症反应，其中与治疗相关的为 2 例。1 例患者发生 4 级直肠穿孔。鉴于这些发现，试验已经暂停，并将修改方案，以减少每部分的放射治疗剂量。作者建议当相关学者对膀胱癌患者进行放射治疗联合免疫检查点阻断剂治疗时要警惕严重的不良反应的发生，特别是以高剂量 / 分次进行骨盆肿瘤的放射治疗时。PLUMMB 临床试验符合方案定义的 DLT 定义，并将进行修改，以减少放射治疗剂量。

SUNDAHL N 等在 2019 年公布了一项在转移性尿路上皮癌（metastatic urothelial carcinoma，MUC）中进行的一项随机 I 期试验，该试验共纳入 18 例患者，使用帕博利珠单抗并序贯（A）或同步（B）SBRT，具体治疗方案为帕博利珠单抗（200 mg，3 周）与 SBRT（3×8 Gy，转移性病灶），9 例患者接受了序贯治疗（第一周期帕博利珠单抗治疗之前，A 组），另外 9 例患者接受了同步治疗（第三周期帕博利珠单抗治疗之前，B 组）。安全性是主要的研究终点，DLT 定义为与 SBRT 相关的任何 3 ～ 5 级代谢或血液毒性或任何 3 ～ 5 非血液性毒性，并发生在开始 SBRT 到结束后 12 周之间。次要终点包括 RECIST 1.1 中的最佳 ORR、PFS、OS 和放疗病灶的局部疗效（RECIST 1.1）。研究发现在 A 组和 B 组中分别有 6 例和 9 例患者出现了治疗相关不良事件（treatment of related adverse events，TRAE）。B 组发生 3 级 TRAE 1 例，无 4 ～ 5 级 TRAE 发生。根据 RECIST 1.1 的反应评估标准，A 组和 B 组的 ORR 分别为 0 和 44.4%。作者认为序贯与同期 SBRT 联合帕博利珠单抗治疗 MUC 是安全的，SBRT 时机对疗效的影响值得进一步探讨。

（5）黑色素瘤

HINIKER S M 等在 2016 年公布了一项放射治疗与全身免疫治疗相结合治疗转移性黑色素瘤的前瞻性临床试验。22 例Ⅳ期黑色素瘤患者接受姑息性放疗和伊匹木单抗治疗 4 个周期。在使用伊匹木单抗后的 5 天内，开始对 1 ～ 2 个病灶进行 RT。因此要求患者有 ≥ 1 非放射转移病灶，且病灶直径 ≥ 1.5 cm 可用于疗效评估。分别在在基线时，在伊匹木单抗第 4 周期后的 2 ～ 4 周进行影像学检查，后续每 3 个月进行一次，直到疾病进展。并在治疗前和治疗过程中检测实验室免疫反应参数指标。结果显示联合治疗耐受性良好，无额外毒副作用。11 例（50%）患者从临床治疗中获益，包括完全缓解、部分缓解及病情稳定。其中 3 例患者（27.3%）在中位随访时间为 55 周（32 ～ 65 周）时获得持续的全身完全缓解，3 例（27.3%）患者在中位随访时间为 40 周时达到部分缓解。而且通过实验室指标免疫参数数据的分析表明，CD8 激活的 T 细胞升高与免疫反应之间存在联系。这是 RT 联合免疫治疗转移性黑色素瘤的第二次前瞻性临床试验，也是第一次使用这种治疗模式的研究。这项试验的结果表明，部分患者可能从联合治疗中受益，后续可以开展更大规模的 RT 联合免疫疗法（包括 PD-1 抑制剂）的临床研究去进一步证实。

（6）标准治疗难治的转移性实体瘤

TANG C 等进行了一项 I 期试验，该试验入组了 35 例标准治疗难治的转移性实体瘤，且在肝或肺中 ≥ 1 个适合应用 SABR 的病灶，并有 ≥ 1 个附加的非连续病灶可供监测，该开放标签研究采用改良的 3+3 剂量降级设计。所有患者均接受美国 FDA 批准剂量的伊匹木单抗（3 mg/kg）免疫治疗，每 3 周 4 次。SABR 用于肺或肝转移灶，照射剂量为 50 Gy/4 f。然而，如果一个不可接受的高剂量给予正常器官 50 Gy/4 f，患者则被纳入第五治疗组，其中给肝或肺病灶 60 Gy/10 f。如果在 6 例患者中观察到 2 个 DLT，那么随后的 6 例患者接受减少辐射剂量的治疗。5 个治疗组均独立进行剂量降级。其中，伊匹木单抗和放疗联合应用时，一组为同步进行（在第一次剂量伊匹木单抗后的第一天开始放疗）；另一组是序贯进行的（在第二次剂量伊匹木单抗后 1 周开始放疗）。将患者分为 5 个平行的非随机组，分别为：第一组，同时对肝病灶进行 50 Gy/4 f 放疗；第二组，序贯对肝病灶进行 50 Gy/4 f 放疗；第三组，同时对肺病灶进行 50 Gy/4 f 放疗；第四组，序贯对肺病灶进行 50 Gy/4 f 放疗；第五组，对肝或肺病灶进行 60 Gy/10 f 放疗。DLT 的主要标准为与伊匹木单抗联合放疗相关的 3 级非血液学 / 实验室毒性或 4 级血液学 / 实验室毒性，并评估其严重程度。在 35 例使用伊匹木单抗的患者中，2

例出现 DLT，12 例（34%）出现 3 级毒性。其中 31 例患者放射野外的反应是可评估的，3 例患者（10%）出现部分缓解，7 例（23%）患者临床获益（定义为部分缓解或病情稳定，持续 ≥ 6 个月）。研究证实，临床获益与外周 CD8 T 细胞、CD8/CD4 T 细胞比例及 CD8 T 细胞表达 4-1BB 和 PD-1 的比例增加有关。并且与肺部病灶照射相比，肝照射产生更大的 T 细胞激活，表现为外周 T 细胞表达 ICOS、GITR 和 4-1BB 的比例增加。该研究发现联合应用 SABR 和伊匹木单抗是安全有效的，外周 T 细胞标志物可以预测临床疗效，肝脏转移灶照射后全身免疫激活程度更高。

参考文献

1. ADIZIE J B，KHAKWANI A，BECKETT P，et al. Stage Ⅲ Non-small Cell Lung Cancer Management in England. Clin Oncol（R Coll Radiol），2019，31（10）：688-696.

2. ANTONIA SJ，VILLEGAS A，DANIEL D，et al. Durvalumab after Chemoradiotherapy in Stage Ⅲ Non-Small-Cell Lung Cancer. N Engl J Med，2017，377（20）：1919-1929.

3. ANTONIA S J，VILLEGAS A，DANIEL D，et al. Overall Survival with Durvalumab after Chemoradiotherapy in Stage Ⅲ NSCLC. N Engl J Med，2018，379（24）：2342-2350.

4. AUPÉRIN A，LE PÉCHOUX C，ROLLAND E，et al. Meta-analysis of concomitant versus sequential radiochemotherapy in locally advanced non-small-cell lung cancer. J Clin Oncol，2010，28（13）：2181-2190.

5. BAUML J M, MICK R, CIUNCI C, et al. Pembrolizumab After Completion of Locally Ablative Therapy for Oligometastatic Non-Small Cell Lung Cancer: A Phase 2 Trial. JAMA Oncol, 2019, 5 (9): 1283-1290.

6. CURRAN WJ JR, PAULUS R, LANGER C J, et al. Sequential vs. concurrent chemoradiation for stage III non-small cell lung cancer: randomized phase III trial RTOG 9410. J Natl Cancer Inst, 2011, 103 (19): 1452-1460.

7. DINGEMANS A C, HENDRIKS L E L, BERGHMANS T, et al. Definition of Synchronous Oligometastatic Non-Small Cell Lung Cancer-A Consensus Report. J Thorac Oncol, 2019, 14 (12): 2109-2119.

8. DOVEDI S J, ADLARD A L, LIPOWSKA-BHALLA G, et al. Acquired resistance to fractionated radiotherapy can be overcome by concurrent PD-L1 blockade. Cancer Res, 2014, 74 (19): 5458-5468.

9. DURM G A, JABBOUR S K, ALTHOUSE S K, et al. A phase 2 trial of consolidation pembrolizumab following concurrent chemoradiation for patients with unresectable stage III non-small cell lung cancer: Hoosier Cancer Research Network LUN 14-179. Cancer, 2020, 126 (19): 4353-4361.

10. FORDE P M, CHAFT J E, SMITH K N, et al. Neoadjuvant PD-1 Blockade in Resectable Lung Cancer. N Engl J Med, 2018, 378 (21): 1976-1986.

11. FORMENTI S C, RUDQVIST N P, GOLDEN E, et al. Radiotherapy induces responses of lung cancer to CTLA-4 blockade. Nat Med, 2018, 24 (12): 1845-1851.

12. GOMEZ D R, BLUMENSCHEIN GR JR, LEE J J, et al. Local consolidative therapy versus maintenance therapy or observation for patients with oligometastatic non-

small-cell lung cancer without progression after first-line systemic therapy：a multicentre, randomised, controlled, phase 2 study. Lancet Oncol, 2016, 17 (12)：1672-1682.

13. GOMEZ D R, TANG C, ZHANG J, et al. Local Consolidative Therapy Vs. Maintenance Therapy or Observation for Patients With Oligometastatic Non-Small-Cell Lung Cancer：Long-Term Results of a Multi-Institutional, Phase Ⅱ, Randomized Study. J Clin Oncol, 2019, 37 (18)：1558-1565.

14. GRAY J E, VILLEGAS A, DANIEL D, et al. Three-Year Overall Survival with Durvalumab after Chemoradiotherapy in Stage Ⅲ NSCLC-Update from PACIFIC. J Thorac Oncol, 2020, 15 (2)：288-293.

15. JABBOUR S K, BERMAN A T, DECKER R H, et al. Phase 1 Trial of Pembrolizumab Administered Concurrently With Chemoradiotherapy for Locally Advanced Non-Small Cell Lung Cancer：A Nonrandomized Controlled Trial. JAMA Oncol, 2020, 6 (6)：848-855.

16. LEVY A, HENDRIKS L E L, BERGHMANS T, et al. EORTC Lung Cancer Group survey on the definition of NSCLC synchronous oligometastatic disease. Eur J Cancer, 2019, 122：109-114.

17. LIN S H, LIN Y, YAO L, et al. Phase Ⅱ Trial of Concurrent Atezolizumab With Chemoradiation for Unresectable NSCLC. J Thorac Oncol, 2020, 15 (2)：248-257.

18. PALMA D A, OLSON R, HARROW S, et al. Stereotactic ablative radiotherapy versus standard of care palliative treatment in patients with oligometastatic cancers (SABR-COMET)：a randomised, phase 2, open-label trial. Lancet, 2019, 393 (10185)：2051-2058.

19. PALMA D A, OLSON R, HARROW S, et al. Stereotactic Ablative Radiotherapy for the Comprehensive Treatment of Oligometastatic Cancers：Long-Term Results of the SABR-COMET Phase Ⅱ Randomized Trial. J Clin Oncol, 2020, 38 (25)：2830-2838.

20. PEREZ B A, KIM S, WANG M, et al. Prospective Single-Arm Phase 1 and 2 Study：Ipilimumab and Nivolumab With Thoracic Radiation Therapy After Platinum Chemotherapy in Extensive-Stage Small Cell Lung Cancer. Int J Radiat Oncol Biol Phys, 2021, 109 (2)：425-435.

21. PETERS S, FELIP E, DAFNI U, et al. Safety evaluation of nivolumab added concurrently to radiotherapy in a standard first line chemo-radiotherapy regimen in stage Ⅲ non-small cell lung cancer-The ETOP NICOLAS trial. Lung Cancer, 2019, 133：83-87.

22. TANG C, WELSH J W, DE GROOT P, et al. Ipilimumab with Stereotactic Ablative Radiation Therapy：Phase I Results and Immunologic Correlates from Peripheral T Cells. Clin Cancer Res, 2017, 23 (6)：1388-1396.

23. THEELEN W S M E, PEULEN H M U, LALEZARI F, et al. Effect of Pembrolizumab After Stereotactic Body Radiotherapy vs Pembrolizumab Alone on Tumor Response in Patients With Advanced Non-Small Cell Lung Cancer：Results of the PEMBRO-RT Phase 2 Randomized Clinical Trial. JAMA Oncol, 2019, 5 (9)：1276-1282.

24. THEELEN W S M E, CHEN D, VERMA V, et al. Pembrolizumab with or without radiotherapy for metastatic non-small-cell lung cancer：a pooled analysis of two randomised trials. Lancet Respir Med, 2021, 9 (5)：467-475.

25. WELSH J, MENON H, CHEN D, et al. Pembrolizumab with or without radiation therapy for metastatic non-small cell lung cancer: a randomized phase Ⅰ / Ⅱ trial. J Immunother Cancer, 2020, 8 (2): e001001.

26. WELSH J W, HEYMACH J V, GUO C, et al. Phase 1/2 Trial of Pembrolizumab and Concurrent Chemoradiation Therapy for Limited-Stage SCLC. J Thorac Oncol, 2020, 15 (12): 1919-1927.

27. WELSH J W, HEYMACH J V, CHEN D, et al. Phase Ⅰ Trial of Pembrolizumab and Radiation Therapy after Induction Chemotherapy for Extensive-Stage Small Cell Lung Cancer. J Thorac Oncol, 2020, 15 (2): 266-273.

28. WUJANTO C, VELLAYAPPAN B, SIVA S, et al. Stereotactic Body Radiotherapy for Oligometastatic Disease in Non-small Cell Lung Cancer. Front Oncol, 2019, 9: 1219.

29. YANG H, JIN T, LI M, et al. Synergistic effect of immunotherapy and radiotherapy in non-small cell lung cancer: current clinical trials and prospective challenges. Precision Clinical Medicine, 2019 (1): 1.

30. ELBERS J B W, AL-MAMGANI A, TESSESLAAR M E T, et al. Immuno-radiotherapy with cetuximab and avelumab for advanced stage head and neck squamous cell carcinoma: Results from a phase- Ⅰ trial. Radiother Oncol, 2020, 142: 79-84.

31. HO A Y, BARKER C A, ARNOLD B B, et al. A phase 2 clinical trial assessing the efficacy and safety of pembrolizumab and radiotherapy in patients with metastatic triple-negative breast cancer. Cancer, 2020, 126 (4): 850-860.

32. Abstract 613-Nivolumab (NIVO) in combination with stereotactic body

radiotherapy （SBRT） in pretreated patients （pts） with metastatic renal cell carcinoma （mRCC）：First results of phase Ⅱ NIVES study.2020 ASCO GU.

33. Abstract 614-Combination of dual immune checkpoint inhibition （ICI） with stereotactic radiation （SBRT） in metastatic renal cell carcinoma （mRCC）（RADVAX RCC）.2020 ASCO GU

34. SLOVIN S F，HIGANO C S，HAMID O，et al. Ipilimumab alone or in combination with radiotherapy in metastatic castration-resistant prostate cancer：results from an open-label，multicenter phase Ⅰ / Ⅱ study. Ann Oncol，2013，24 （7）：1813-1821.

35. TREE A C，JONES K，HAFEEZ S，et al. Dose-limiting Urinary Toxicity With Pembrolizumab Combined With Weekly Hypofractionated Radiation Therapy in Bladder Cancer. Int J Radiat Oncol Biol Phys，2018，101 （5）：1168-1171.

36. SUNDAHL N，VANDEKERKHOVE G，DECAESTECKER K，et al. Randomized Phase 1 Trial of Pembrolizumab with Sequential Versus Concomitant Stereotactic Body Radiotherapy in Metastatic Urothelial Carcinoma. Eur Urol，2019，75 （5）：707-711.

37. HINIKER S M，REDDY S A，MAECKER H T，et al. A Prospective Clinical Trial Combining Radiation Therapy With Systemic Immunotherapy in Metastatic Melanoma. Int J Radiat Oncol Biol Phys，2016，96 （3）：578-588.

38. TANG C，WELSH J W，DE GROOT P，et al. Ipilimumab with Stereotactic Ablative Radiation Therapy：Phase Ⅰ Results and Immunologic Correlates from Peripheral T Cells. Clin Cancer Res，2017，23 （6）：1388-1396.

（滕菲菲，孟雪　整理）

出版者后记
Postscript

　　科学技术文献出版社自 1973 年成立即开始出版医学图书，40 余年来，医学图书的内容和出版形式都发生了很大变化，这些无一不与医学的发展和进步相关。《中国医学临床百家》从 2016 年策划至今，感谢 600 余位权威专家对每本书、每个细节的精雕细琢，现已出版作品近百种。2018 年，丛书全面展开学科总主编制，由各个学科权威专家指导本学科相关出版工作，我们以饱满的热情迎来了《中国医学临床百家》丛书各个分卷的诞生，也期待着《中国医学临床百家》丛书的出版工作更加科学与规范。

　　近几年，中国的临床医学有了很大的发展，在国际医学领域也开始崭露头角。以北京天坛医院牵头的 CHANCE 研究成果改写美国脑血管病二级预防指南为标志，中国一批临床专家的科研成果正在走向世界。但是，这些权威临床专家的科研成果多数首先发表在国外期刊上，之后才在国内期刊、会议中展现。如果出版专著，又为多人合著，专家个人的观点和成果精华被稀释。为改变这种零落的展现方式，作为科技部所属的唯一一家出版机构，我们有责任为中国的临床医生提供一个系统展示临床研究成果的舞台。为此，我们策划出版了这套高端医学专著——《中国医学临床百家》丛书。

"百家"既指临床各学科的权威专家，也取百家争鸣之义。

丛书中每一本书阐述一种疾病的最新研究成果及专家观点，按年度持续出版，强调医学知识的权威性和时效性，以期细致、连续、全面展示我国临床医学的发展历程。与其他医学专著相比，本丛书具有出版周期短、持续性强、主题突出、内容精练、阅读体验佳等特点。在图书出版的同时，同步通过万方数据库等互联网平台进入全国的医院，让各级临床医师和医学科研人员通过数据库检索到专家观点，并能迅速在临床实践中得以应用。

在与作者沟通过程中，他们对丛书出版的高度认可给了我们坚定的信心。北京协和医院邱贵兴院士说"这个项目是出版界的创新……项目持续开展下去，对促进中国临床学科的发展能起到很大作用"。中国人民解放军第二军医大学孙颖浩校长表示"我鼓励我国的泌尿外科医生把自己的创新成果和宝贵的经验传播给国内同行，我期待本丛书的出版"；北京大学第一医院霍勇教授认为"百家丛书很有意义"。我们感谢这么多临床专家积极参与本丛书的写作，他们在深夜里的奋笔，感动着我们，鼓舞着我们，这是对本丛书的巨大支持，也是对我们出版工作的肯定，我们由衷地感谢作者的支持与付出！

在传统媒体与新兴媒体相融合的今天，打造好这套在互联网时代出版与传播的高端医学专著，为临床科研成果的快速转化服务，为中国临床医学的创新及临床医师诊疗水平的提升服务，我们一直在努力！

科学技术文献出版社

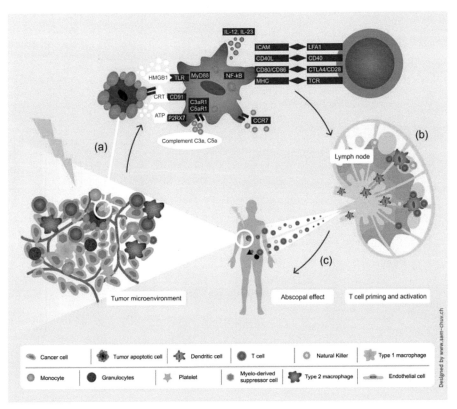

a. 肿瘤抗原暴露和抗原呈递细胞激活：放疗诱导肿瘤细胞的免疫原性死亡，将钙网蛋白（calreticulin，CRT）暴露在细胞膜上，释放 ATP 和 HMGB1，并分别结合到 *CD91*、*P2RX7*、*TLR4*，进而促进树突状细胞被招募进瘤床（通过 ATP），树突状细胞吞噬肿瘤抗原（受 CRT 诱导），并将抗原呈递给 T 细胞（CDT、HMGB1 促进）；*TLR4* 激活 MyD88 信号通路，导致 NF-kB 向核内迁移，通过主要组织相容性复合体（major histocompatibility complex，MHC）分子、共刺激配体 C3a 和（或）C5a，促进树突状细胞的成熟，共刺激分子信号通路的激活促进 CTL 的交叉启动，细胞因子受体的上调促进树突状细胞迁移至淋巴结内。b. 淋巴结内 T 细胞的激活：树突状细胞迁移至淋巴结内，将肿瘤抗原和 MHC 分子结合复合物呈递给 T 细胞，T 细胞通过 T 细胞受体（T cell receptor，TCR）识别特异性多肽片段。缺少树突状细胞分泌的共刺激信号和相关细胞因子，仅靠多肽 -MHC 复合体和 TCR 之间的联系不仅不足以启动 T 细胞的激活，反而可能导致 T 细胞耐受。成熟树突状细胞表达的共刺激配体 CD80 和 CD86 与 T 细胞上的共刺激受体 CD28 结合后可促进包括 IL-2 在内的细胞因子的生成，IL-2 对 T 细胞的活化和增殖具有重要作用，但如果结合到共抑制受体 CTLA-4 上，会抑制 T 细胞的激活。适当成熟的树突状细胞可上调共刺激配体的表达，如细胞间黏附分子（intercellular adhesion molecule，ICAM）-1 可与 T 细胞上的淋巴细胞功能相关抗原（lymphocyte function associated antigen，LFA）-1 结合，而 CD40 配体对激活 CD4$^+$ 辅助性 T 细胞具有重要作用，即"允许"它们为 CD8$^+$ 细胞提供帮助。c. 效应 T 细胞离开淋巴结，归巢到肿瘤中：受抗原刺激后的 T 细胞离开淋巴结，会在全身寻找肿瘤抗原，它们可以进入受照射的肿瘤区域，也可以进入未受到照射的肿瘤，从而引起远处病灶的退缩，这就是触发"远隔效应"的机制。

RT，放疗；ATP，三磷酸腺苷；CRT，钙网蛋白；CTL，细胞毒性 CD8$^+$T 淋巴细胞；DC，树突状细胞；HMGB1，高迁移率族蛋白 1；P2X7，嘌呤原受体；IL，白介素；*TLR*，Toll 样受体。

图片来源：HERRERA F G，BOURHIS J，COUKOS G.Radiotherapy combination opportunities leveraging immunity for the next oncology practice.CA Cancer J Clin，2017，67（1）：65-85.

彩插 1　肿瘤放疗诱发免疫反应的机制（见正文 005 页）

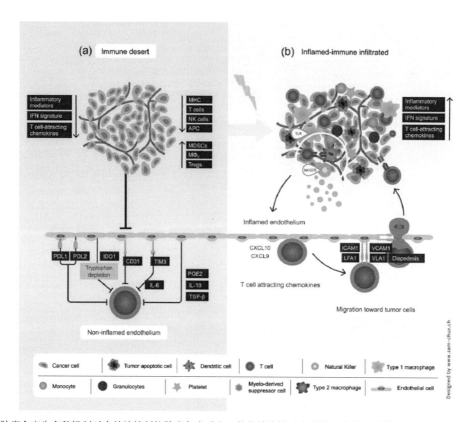

a. 肿瘤会产生多种机制以有效地抑制抗肿瘤免疫反应。某些肿瘤缺乏合适的炎症介质以进行有效的抗原递呈和肿瘤反应性 T 细胞的产生。此外，缺乏招募 T 细胞的细胞因子也导致 T 细胞进入肿瘤失败。肿瘤血管也是肿瘤反应性 T 细胞进入肿瘤组织的屏障，血管内皮通过下调黏附因子以抑制对 T 细胞的吸引，并通过表达免疫抑制型配体抑制 T 细胞的功能，或表达死亡配体诱导 T 细胞凋亡，导致类似荒漠的肿瘤免疫微环境。在肿瘤源性或基质源性的可溶解免疫抑制性因子如 TGF-β、IL-10、前列腺素 2（prostaglandin E2，PGE2）的影响下，肿瘤内皮细胞可上调共抑制配体，如 T 细胞免疫球蛋白及黏蛋白结构域的分子 3（T cell immunoglobulin and mucin domain-3，TIM3）、程序性细胞死亡因子 -1（programmed cell death protein-1，PD-1）和免疫抑制分子（如 IDO1、PGE2），限制效应 T 细胞的激活。进入肿瘤基质的 T 细胞可能遭遇抑制型免疫细胞的抵抗作用，如 M2 型巨噬细胞、骨髓来源的抑制性细胞（myeloid-derived suppressor cell，MDSC）、Treg 细胞或间质纤维细胞，这些细胞可以通过不同机制诱导 T 细胞失活、耗竭或凋亡。最后，即使 T 细胞遇到目标的肿瘤细胞，也可能不能有效地造成肿瘤细胞裂解，因为肿瘤细胞可下调 MHC 分子或特异性肿瘤相关抗原，或上调免疫抑制性蛋白的表达，如 PD-L1，从而抑制 T 细胞的功能。b. 放疗促进肿瘤内的炎症反应，如放疗可诱导炎症介质、干扰素、细胞因子的表达以吸引 T 细胞。放疗可重塑肿瘤巨噬细胞为免疫促进型的 iNOS + M1 样巨噬细胞，M1 样巨噬细胞可提高内皮细胞上 ICAM1、VCAM1 的高表达，促进 T 细胞回归肿瘤组织。放疗诱导肿瘤细胞上 MHC1 的上调，有利于 T 细胞分泌效应细胞因子杀伤肿瘤细胞。

图片来源：HERRERA FG, BOURHIS J, COUKOS G.Radiotherapy combination opportunities leveraging immunity for the next oncology practice.CA Cancer J Clin, 2017, 67（1）：65-85.

彩插 2　放疗重塑肿瘤微环境（见正文 011 页）

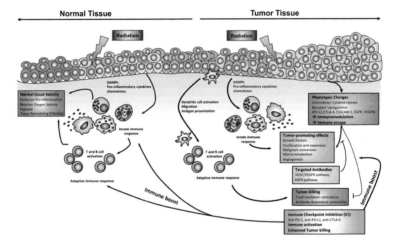

图片来源：WIRSDÖRFER F，DE LEVE S，JENDROSSEK V. Combining Radiotherapy and Immunotherapy in
Lung Cancer：Can We Expect Limitations Due to Altered Normal Tissue Toxicity？ Int J Mol Sci，
2018，20（1）：24.

彩插 3 ICI 和放射治疗干预机制（见正文 082 页）

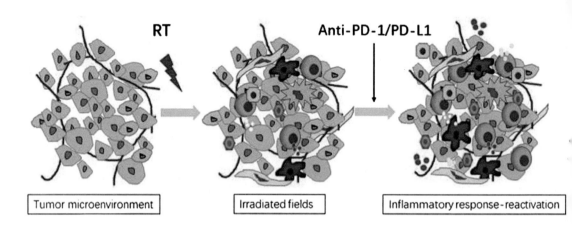

RT   Anti-PD-1/PD-L1

| Tumor microenvironment | Irradiated fields | Inflammatory response - reactivation |

图片来源：TENG F，LI M，YU J. Radiation recall pneumonitis induced by PD-1/PD-L1 blockades：mechanisms and therapeutic implications. BMC Med，2020，18（1）：275.

图4　由免疫检查点抑制剂触发的放射相关回忆性肺炎的免疫机制（见正文 086 页）